畳の上で死にたい

「悔いなき看取り」を実現した8家族のストーリー

中村幸伸
Nakamura Yukinobu

幻冬舎MC

畳の上で死にたい

「悔いなき看取り」を実現した8家族のストーリー

プロローグ

「畳の上で死にたい――」

自分の父や母が、こんなことを口にしたら、あなたはどうするでしょうか。

残りの人生、少しでも長く娘や息子、孫たちと一緒にいたい。病院ではなく、住み慣れたわが家で、楽しく心穏やかに過ごしたい。

そうした親の願いは、子どもとして痛いほどよく分かります。ただそうはいっても、現実問題として考えると、家で最期まで過ごすことを叶えてあげるのは、とても難しいと思う人も多いのではないでしょうか。

夫婦で働いているから、昼間は見てあげられない……。
毎日の介護食は、何を食べさせたらいいんだろう……。
親とはいえ、毎日の排泄のお世話をするのは大変……。

もし容態が急変したら、パニックにならずに対応できるだろうか……。

介護への不安と、親の願いとの板挟みで悩んだ末に、罪悪感を抱えながら入院させる、というケースは数え切れません。

私は岡山県内の病院で循環器内科医として働いていたとき、多くの患者さんが本人の希望とは裏腹に転院したり施設に入居したりせざるを得ない現実を目の当たりにし、在宅医療の必要性を痛感しました。

2009年、岡山県倉敷市に、当時県内初だった在宅療養支援診療所である「つばさクリニック」を開院。これまでの11年間で、最期の時を家族とともに過ごし、文字どおり「畳の上で死にたい」を叶えた患者さんは、1500人以上になります。

ご家族にとって、介護は初めて経験することです。不安になるのは当たり前です。でも心配は無用です。最近では家での療養を支えるサービスがとても充実しています。医師や看護師が定期的に自宅を訪問して治療を行いますし、食事や入浴、排泄の処理などの介護が受けられる訪問サービスもいろいろとあり、家族が付きっきりにならなくても十分家で介護できます。実際に共働き世帯でも、親が家で療養しているという家庭もあります。家族が犠牲にならず、親が自宅で安心して暮らせる状態を維持させることは決して難しくありません。

本書では、私がこれまで自宅で看取った患者さんと家族を巡るさまざまな出来事を、8つのストーリーにまとめました。本書を通して、介護への不安と親の希望の間で悩まれている方が一人でも多く在宅医療を選択し、ご家族の幸せな最期を実現できれば、これほどうれしいことはありません。

目次

STORY 4 点滴は、イヤ!

ポイント解説

STORY 5 病院の〝問題児〟は、家では〝優等生〟⁉

STORY 1

戒名は、自分で決める!

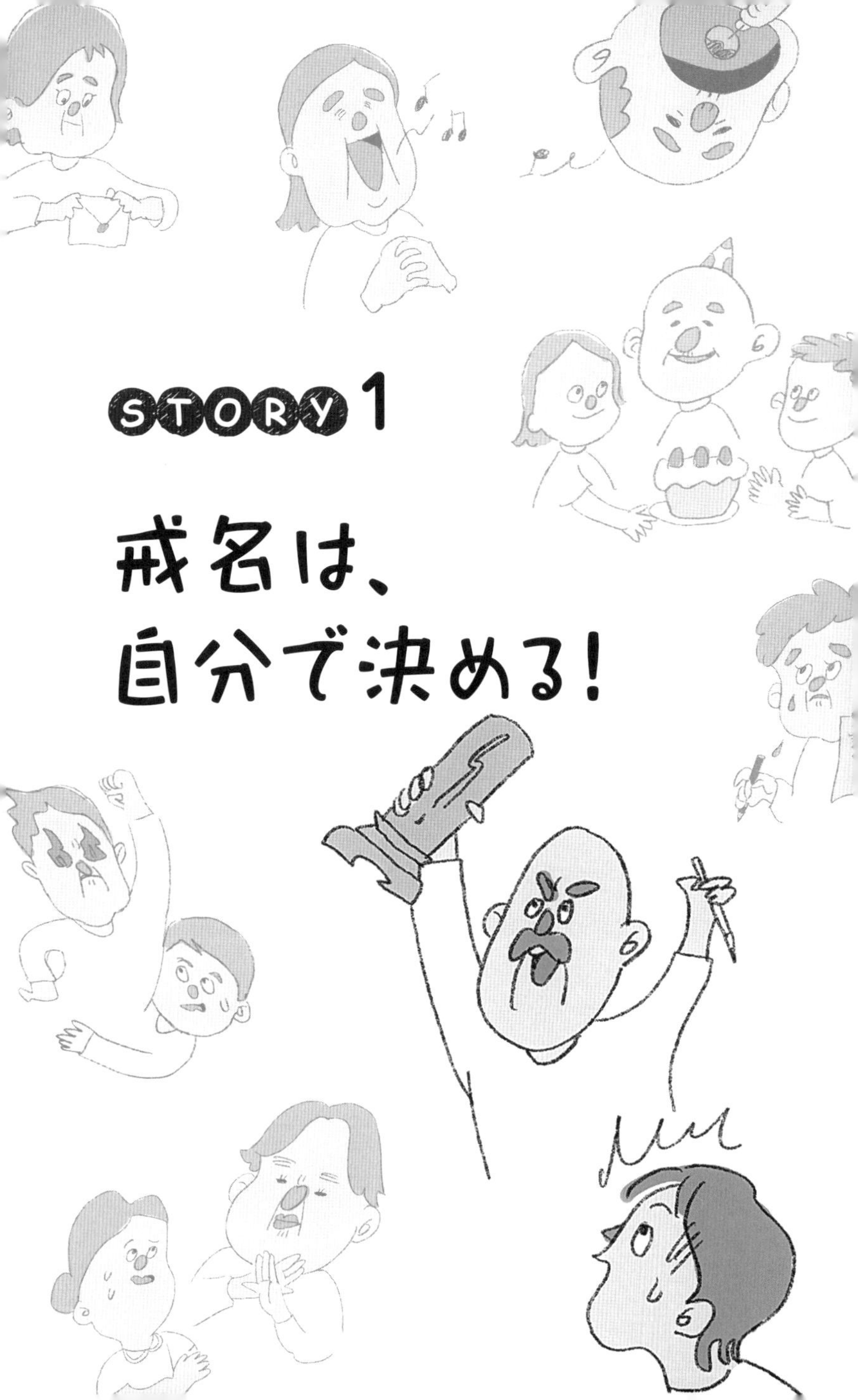

木工職人の渡辺さんは、よくしゃべりよく笑う、とてもほがらかな男性でした。その一方で、自分がこうと決めたら絶対に曲げない、職人気質の頑固さを兼ね備えた方でした。

私が自宅で渡辺さんに初めてお会いしたとき、「もう入院はしとうない。先生、これからわしのこと、ずっと診てくれよ」と、ベッドの上で笑っていました。

渡辺さんは20年ほど前から、糖尿病を患っていました。長年大学病院に通院していましたが、その間、リウマチと骨粗しょう症が次々と発覚。次第にリウマチの症状で、背中や足が激しく痛みだすようになりました。

リウマチは、長期間の療養が必要になる、難治性の自己免疫疾患です。渡辺さんは家から車で20分の整形外科を受診してレントゲンの検査をしたり、痛み止めを処方してもらっていましたが、なかなか改善しませんでした。

体のひどい痛みで、渡辺さんはだんだん通院がつらくなっていきました。痛みに耐えながら、同居する奥さんや、隣町に住む娘さんの運転する車に乗って病院まで行くのですが、往復40分の移動にはたいへんな苦痛が伴います。病院に着いても、検査や診察までの間、長い待ち時間を過ごさなくてはなりません。

ご家族も大変です。病院の準備や付き添いだけであっという間に半日が過ぎてしまいます。娘さんは、旦那さんと小学生のお子さん2人との4人暮らしをしていましたが、パートの仕事の都合をつけながら、奥さんと交代で渡辺さんの送迎を担当していました。自宅に帰り着く頃には、渡辺さんともども、付き添った奥さんや娘さんもしばらくぐったりと疲れ果てて動けなくなることもよくあったそうです。

ある日、渡辺さんは骨粗しょう症が原因で、「腰椎圧迫骨折」と診断されました。骨粗しょう症で骨がもろくなると、ちょっとした衝撃でも簡単に骨が折れてしまうことがあります。渡辺さんも、階段を踏み外してしりもちをついたことがきっかけで腰椎がつぶれ、強い痛みを感じるようになってしまいました。

詳しい検査のために病院に入院することになったのですが、絶対安静のため、入院の間はひたすらじっとしていなくてはいけません。渡辺さんにとっては、病院のベッドの上でほとんど動けないというのは耐えがたい経験だったようです。1週間の検査入院の予定だったのが、途中で退院すると宣言しました。

「腰が痛くてたまらんけど、もう入院はしとうない。わしゃ、家に帰る」

一度言いだしたら聞かない渡辺さんの様子を見かねた娘さんが、渡辺さんの担当のケアマネジャーに相談したところ、「この地域で訪問診療をしているクリニックがありますよ」と私のクリニックの紹介を受け、自宅で療養することを決断されたのです。

最初、奥さんと娘さんは「自宅でちゃんと療養できるか不安です」などと心配されていました。

しかし、私のクリニックのソーシャルワーカーから、訪問診療でも治療や十分な検査ができること、介護サービスと併用することでご家族の負担も減ることなど、細かい説明を受けたことで安心され、自宅療養を選択されました。

私が渡辺さんのご自宅に初めてお伺いしたとき、渡辺さんは痛みがつらそうで、自宅のベッドでじっと横になっていました。

「病院では『動くな』ばかり言われて、何回もＣＴとかＭＲＩとかを撮られそうになったけど、結局、なんもしてくれんかったわ。もう嫌気がさして、家に帰らせてくれって言ったんだよ」

検査入院とは、そもそも痛みを取るためではなく原因を調べるための入院ですが、ひどい痛みを抱えていた渡辺さんにはまったく納得がいかなかったようです。

それに加えて、もともとアクティブな方ですから、ベッドの上でひたすらじっとしていることを命じられるのは、想像以上につらかったのでしょう。もう絶対に戻りたくないと言い切るくらい、大の入院嫌いになってしまったようでした。

「それはおつらかったですね。分かりました、これからは家で過ごしましょう」

当時の訪問回数は週1回。渡辺さんの患っていた腰椎圧迫骨折は、安静と痛みのコントロールが何よりも大切です。時間が薬のようなものなので、検査入院のときに作ってもらっていた医療用コルセットを装着して過ごし、毎回の診療では痛み止めの注射をして様子を見るしかありませんでした。

ただ、通院がなくなったことで、渡辺さんはもちろんのこと、ご家族も往復の送迎の負担が減ったとたいへん喜んでおられました。

「これから家にずっといたいんで、先生、これからわしのことずっと診てくれよ」

その横では、奥さんと娘さんが苦笑していました。

「先生、お父さんはあんなふうにね、本当にわがままなんです。まあこうなったら、本人のええようにしてあげんとって思ってるんですけど」

娘さんは、こっそり玄関先で私に小声で言いました。

「昨日は一晩中ウィンブルドンを見てたから、寝不足じゃ」

渡辺さんは毎回、訪問診療のたびにいろいろな雑談をしてくれるようになりました。訪問診療の中で、雑談というのは一つの大事な要素だと私は思っています。例えば、渡辺さんが眠剤を飲んでいたにも関わらず寝不足だというのは、薬を処方するうえでも大事な情報です。また、どんなことに興味があって、何が好きか嫌いかといった話題も、コミュニケーション以上に大切な意味を持ちます。例えば「音楽がお好きだから、リハビリには音楽を取り入れよう」「パンケーキがお好きなら、管理栄養士の栄養指導でパンケーキの話をしてみよう」などと、具体的かつ効果的な支援につながることも多々あるからです。

もちろん静かに過ごしたい方や、会話が難しい状態の方もおられますのですべての患者さんとお話できるわけではないですが、少なくとも渡辺さんの場合は、毎回私たちとの会話を楽しみにしてくださっていたようです。

あるときは、こんな話をしてくれました。

「先生、わしはな、警察の厄介によくなっとるんじゃ！」

そう悪びれず言いますが、渡辺さんが〝悪い人〟ではないだろうことは、これまでの雑談の中でよく知っています。

ですが、私も調子を合わせて言いました。

「へえ！　どんなことをしたんですか？」

「昔は、車をよく運転しとったんじゃが。一方通行に気づかなくてそのまま逆走したら、警察が張っとる場所でな。止まれー！　って言ってるのが聞こえなくてそのまま突破してしまったら、パトカーに取り囲まれて警察署に連れて行かれたんじゃ」

どうやら渡辺さんにとっては、ちょっとした冒険譚のようです。楽しそうにお話されていて、私も思わず笑ってしまいました。

腰椎圧迫骨折から3カ月が経過した頃には、折れた骨が固まって、痛みがかなり改善していきました。渡辺さんは起き上がれるようになり、だんだん元気を取り戻していきました。

ご自宅でしばらくゆったりと療養生活を送っていた渡辺さんですが、初診から1年4カ月ほど経った7月の暑い時期、ご家族から「入院させたい」という言葉が出るようになりました。

さかのぼって、渡辺さんが在宅での療養を始める少し前のことです。

大学病院で定期診察を受けたときに、肝臓内科の先生が渡辺さんの肝臓のＣＴ画像を見て「肝臓がんの可能性があります」と指摘していました。

しかし渡辺さんは、がんかどうかを詳しく調べる病理診断を拒否しました。糖尿病やリウマチなどの持病があることから、手術や抗がん剤などの積極的な治療は一切したくないというのが、渡辺さんの一貫した強い意志でした。病理診断はできませんでしたが、実際に出ている症状から主治医の先生が肝細胞がんだと診断。私のクリニックへの紹介状にも、診断名に「ＨＣＣ（肝細胞がん）」と記されていました。

積極的な治療をしないということは、残念ながらがんの進行も食い止めることができないということです。次第に渡辺さんには、腹痛やむくみ、黄疸など、重い肝細胞がんの症状が現れるようになってきました。

娘さんのほうから入院を提案したところ、渡辺さんは強い口調で言いました。

「このまま先生に来てもらって、家にいたいんじゃ」

一度口にしたことは、なんとしても曲げない。そんな渡辺さんの性格を長年知っているからか、奥さんも娘さんも、もう強くは言えないようでした。

「先生、私たちは、このまま自宅での看取りも考えています」

「自宅でできる限りの治療をしてあげてください」
奥さんと娘さんは観念したように言いました。

がんの終末期は、ホスピスに入ったり、入院したりするものだというイメージを持っている方もいると思います。しかし、家にいながら、がんの痛みや苦しみを取る「緩和ケア」を受けることも十分可能です。

渡辺さんの場合も、がんの症状が強くなってきた7月から、ご本人と相談のうえ、痛み止めの注射と点滴で、訪問回数を週3回に増やして様子を見ていきました。

がんの終末期の患者さんは、最期の1～2カ月で急に症状が悪化する傾向があります。

渡辺さんも、8月に入ってからガクンと食欲が落ちてきました。水分が摂れず、脱水症状が出ていたので、毎回診察のときに点滴をするようになりました。渡辺さんはリウマチの治療のためにずっとステロイドを内服していたのですが、だんだん口から薬を飲むのが難しくなってきたので、点滴に薬を混ぜるようになったのもこの頃からです。

そろそろ看取りが近いことを、ご家族にお話ししました。食事が摂れないことを心配しておられたので、「食べられるものを、食べたい量だけ食べさせてください」と伝えたところ、ギョウザやおかき、デコポンなど、渡辺さんが食べたいと言うものを娘さんが準備していました。ほんの数口ですが食べられたそうです。

9月に入ると、渡辺さんはベッドの上からなかなか動けなくなり、「腫瘍熱」という、がん特有の熱が出るようになりました。9月半ばには私たちの訪問診療と、看護師による訪問看護が毎日出入りし、投薬と点滴をするようになりました。

「なかなか眠れないんだわ」

渡辺さんは体調の悪化から、眠れなかったり、不安を訴えたりすることも増えてきたため、ブロマゼパム坐薬という抗不安剤の座薬を使用することにしました。

「先生、主人がね、お母さん、お母さんって、ずっと言ってくるんです。これまで自分中心で、わしが、わしがという感じだったのに……。大変ですけど、そばにいたいと思います」

消え入りそうな命の灯に寄り添うように、奥さんは渡辺さんの呼び掛けに応じて、付きっきりで看病されていました。

渡辺さんは、おしゃべりする時間は減りましたが、調子が良いときはベッドに横たわった状態で、以前のように少し雑談できることもありました。

9月中旬にご自宅に伺うと、細長く折りたたんだ白い紙を見せてくれました。なにやら、「大」「嬉」などの漢字が縦書きで8文字、書き連ねてあります。

「これは、なんですか？」

聞くと、渡辺さんは静かに笑みを浮かべながら言いました。

「わしゃ、もうすぐあっちに行くけど、向こうに行けることが嬉しいっていう意味の戒名を作ったんじゃ。これをお寺さんに付けてもらうんじゃ」

「いいですねえ」

「でも、悪いことたくさんしてきたから、閻魔様が待ってるかな？」

渡辺さんがそう言って笑うので、私もつられて笑ってしまいました。

ここまで覚悟されて、死に臨む患者さんはそれほど多くはありません。長い時間を過ごしてきたご自宅で、奥さんや娘さんに見守られながら、渡辺さんはゆっくりご自身の死と向き合われているのだと感じました。

その3日後、渡辺さんは静かに旅立たれました。眠るような静かな最期でした。

渡辺さんがお亡くなりになって1カ月後。私は、渡辺さんのもとをともによく訪れていた看護師と2人で、渡辺さんのいなくなったご自宅に伺いました。

私のクリニックでは、患者さんが亡くなられたあと、「グリーフケア」という遺族訪問を行っています。グリーフとは、大きな悲しみのこと。患者さんの死後、ご家族をケアすることをグリーフケアといいます。私たちは医療の枠を超えたケアを大事にしており、こうして改めてご自宅に訪問させていただき、ご遺族の思いやその後の生活など、いろいろなお話をお伺いしています。そのなかで、ご遺族の深い悲しみや喪失感に触れることもあれば、楽しかった思い出に触れ、温かい気持ちになることもあります。残されたご家族の気持ちを推し量ることは簡単なことではありませんが、かたわらでお話を聞いているだけで「気持ちが楽になった」と言っていただけることもあります。

その日は、奥さんと娘さんが出迎えてくれました。

渡辺さんにお花を手向け、お線香をあげさせていただき、手を合わせました。

「先生、ありがとうございました。父が『こうしたい』ということを叶えるために、いろいろと支えていただきました」

娘さんがそうおっしゃってくださいました。

「いろいろありましたが、やりきった感じですね。満足しています」

そうつぶやいた奥さんも、晴れやかな表情でした。

「そういえば、渡辺さんの戒名は、結局どうなりましたか？」

私が切りだすと、娘さんは苦笑いで答えました。

「実は、お寺の人に却下されてしまいまして……。戒名は住職が付けるものだから勝手に付けちゃダメだよって言われて、別の戒名になっちゃいました」

ただ、ご本人が自筆で書いたあの戒名は大切に保管し、卒塔婆の裏側に貼り付けたそうです。

「あの戒名を今頃は天国で、自分のニックネームにしているかもしれませんね」

私たちは、そう言って笑い合いました。

ポイント解説

在宅医療を始める前に

そもそも、在宅医療って？

渡辺さんのように自宅で療養生活を送りたい人や、外出するとかえって病状が悪化してしまう人、月に何度も通院するのがつらいといった人に利用されているのが在宅医療です。

在宅医療とは、病気や障害があるけれども病院になかなか通院することができない患者さんが、住み慣れた自宅にいながらにして治療を受けられる仕組みのことをいいます。医師や看護師に定期的に自宅に来てもらって、診断や治療をしてもらったり、薬を出してもらったり、相談やアドバイスを受けるもので、「訪問診療」とも呼ばれています。

在宅医療のメリットは、やはり住み慣れた自宅で療養できるため、患者さん本人が安心できるという点です。在宅医療を始めてから、笑顔が増えて表情が穏やかになったという患者さんは多くおられます。また、患者さんの生活領域に入っていくことで、より細やかな治療計画が立てられますし、薬の管理もその場でチェックするので、飲み忘れや飲み間違いなども防ぐことができます。

在宅医療を始めることによって以前よりも体調が良くなり、宣告された余命を大幅に超えて過ごしているという患者さんも少なくありません。入院や通院で強いストレスを抱えていたけれども、リラックスできる自宅にいることで体調が落ちつくというのも一因ではないかと思います。

また、住宅をバリアフリー化するための改修費や医療・介護サービスを含めても、有料老人ホームなどの施設に比べて費用が安いという側面もあります。

在宅医療を受ける患者さんには、悪性腫瘍（がん）や認知症、脳血管障害、循環器疾患など、長い期間にわたって治療や療養をしなければいけない患者さん方が多くいます。私のクリニックでは重い障害のある赤ちゃんやお子さんの在宅医療にも力を入れていますが、全体的な割合を見ると、やはり高齢者の方々の割合が高くなります。

つばさクリニックの訪問診療の年齢分布と主な疾患
(平成21年度〜28年度)

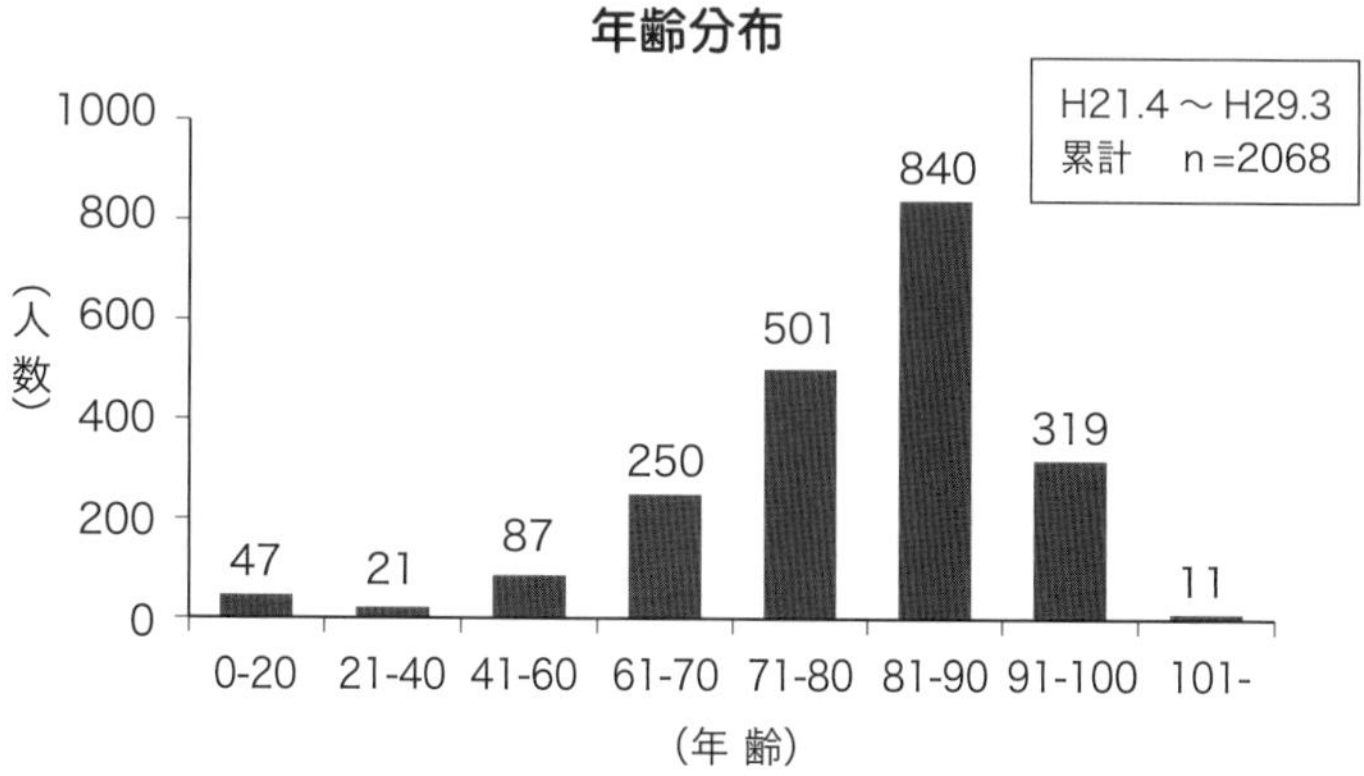

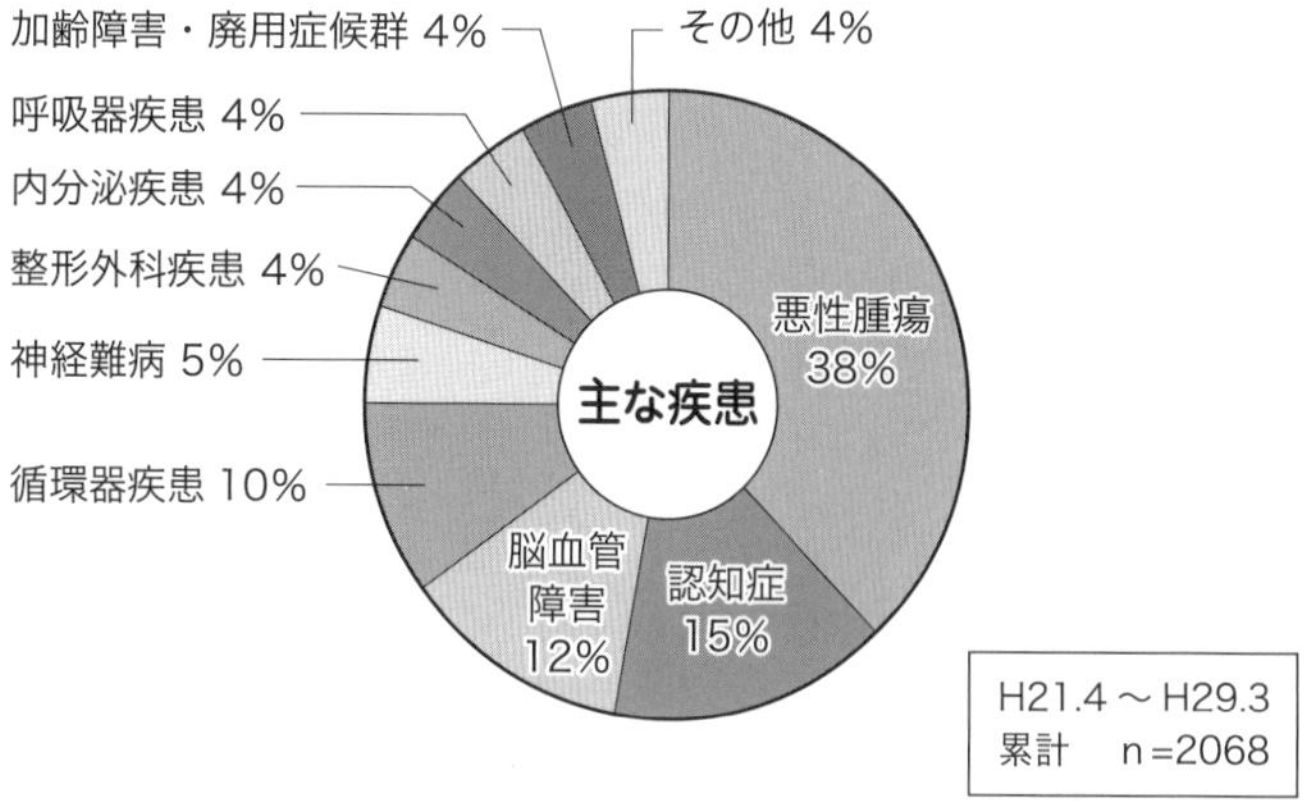

24時間365日対応が基本

次に、訪問診療はどんな流れで、どのようなことを行うのかをご説明します。

クリニック（診療所）によって異なりますが、私のクリニックでは、基本的には医師と看護師、診療アシスタントの3名で患者さんのご自宅を訪問しています。

ちなみに「診療アシスタント」とは、私のクリニック独自の職種です。医療資格を持つ専門職ではありませんが、医師や看護師とともに診療チームの一員として行動しています。患者さん宅を往復するドライバー業務や、体温計や血圧計などの器具の用意、ポータブルレントゲンの運搬や組み立てなど、スムーズに診療するためのサポートをしています。

診察では、聴診や触診のほか、体温や脈拍、血圧、血中酸素濃度などのバイタルサイン（数値）を測定して診察し、投薬・注射などを行っています。痛みや苦しさで困っていることはないか、薬は飲めているか、食事は摂れているかなど、患者さんやご家族といろいろとお話して、今後の治療方針に活かしています。

訪問時間は、目安としては10～20分ほどです。住み慣れた自宅での診療なので、患者さん本人やご家族も、落ちついて心置きなく病気についての不安や心配を話してくださる方が多いように思います。

症状が安定している患者さんの場合は、だいたい2週間に1回のペースでご自宅に伺う計画を立てています。ただし、がん終末期などで痛みや苦しみを和らげる緩和ケアを行う場合や、看取りを希望される場合は、症状に応じて週に数回訪問することになります。

なお、訪問診療は分かりやすく「往診」といわれることがありますが、往診と訪問診療は違います。急に具合が悪くなるなどしたときに、患者さんの求めに応じて緊急でご自宅に伺って診療することを往診といい、定期的な訪問を訪問診療といいます。急に具合が悪くなった場合は、夜間や休日でも、状況に応じて緊急で往診に伺っています。

在宅医療は基本的に、24時間365日対応になります。どんな状況でも、患者さんご本人の困りごとを解決することが大切です。「こんなことで相談してもいいのだろうか」「深夜だから電話するのは申し訳ない」などと気兼ねせず、何かあったらすぐに連絡するようにしてください。

私のクリニックでもチーム体制を組んで、いつでも患者さんやご家族からのご連絡に対応できるようにしています。そしてスタッフにも、患者さんやご家族が遠慮して連絡をためらうことがないように、くれぐれも応対には気を配るようにと常に声を掛けています。多くのクリニックがこのような対応をしていますが、クリニックの雰囲気や対応の良さについても、契約する前によく確認してみてください。

病院並みの検査・治療が可能

「自宅でも、病院のように十分な医療を受けられるの？」という不安を感じている方もいるかもしれません。また、病状が重くなればなるほど、本当は病院で過ごすべきなのではないかと感じている方も多いと思います。

しかし、最近では医療機器が発達してきたこともあり、在宅でも内容によっては病院と同等の検査や治療を受けることが可能になっています。

採血や点滴、注射、投薬はもちろんですが、がん終末期の緩和ケア、床ずれ（褥瘡）の処置、在宅酸素療法の管理や、がんなどの病気によって溜まった腹水や胸水を抜く処置（腹水穿刺・胸水穿刺）など、重い症状の患者さんへの医学的な処置や管理も、在宅で安全に行うことができるようになりました。

なお私のクリニックでは、電気メスや胃ろう用の内視鏡、カプノメーター（肺から出る二酸化炭素を測定する装置）なども用意しています。これだけの器具を用意しているクリニックは全国でも数少ないと思うのですが、何かあったときのために万全の体制を整えておこうと、できるだけ多くの器具や機械をそろえるようにしています。

また、在宅でもいろいろな検査が可能になっています。血液検査や尿検査、便の検査は、病院と同じようにできます。医療機器が小型化されたことで、レントゲンや超音波検査、心電図検査なども可能になり、結果が出たら速やかに治療に反映されています。

インフルエンザなどの予防接種も、病院に行かなくても受けることができます。

まずは、在宅医を見つけよう

在宅医療を担当する医師（在宅医）を探す方法は、患者さんの状況に応じて、いくつかのパターンがあります。

在宅でできる主な検査や治療

- 採血検査
- 尿・便検査
- レントゲン
- 超音波検査
- 心電図検査
- 点滴、注射
- 人工呼吸器の管理
- 胃ろう・胃管の管理、
  胃ろうの交換
- 気管内吸引
- 浣腸、摘便
- 気管切開後の気管カニューレ管理
- 酸素療法の管理（在宅酸素法）
- 腹水穿刺（せんし）、胸水穿刺
- 床ずれの処置、
  床ずれによる傷の処置
- 尿カテーテル、
  腎ろうの管理・処置、導尿
- 人工肛門の管理
- 各種予防接種
- がん終末期などの緩和ケア（痛みや苦痛をやわらげる治療）、
  在宅での看取り、ターミナルケア
- 脳卒中・脳腫瘍などの継続的加療
- 認知症、パーキンソン病などの加療
- 高血圧、糖尿病など慢性疾患に対する継続的加療

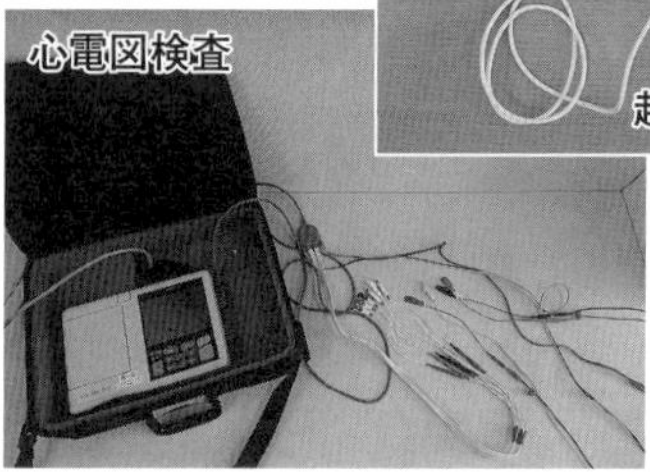

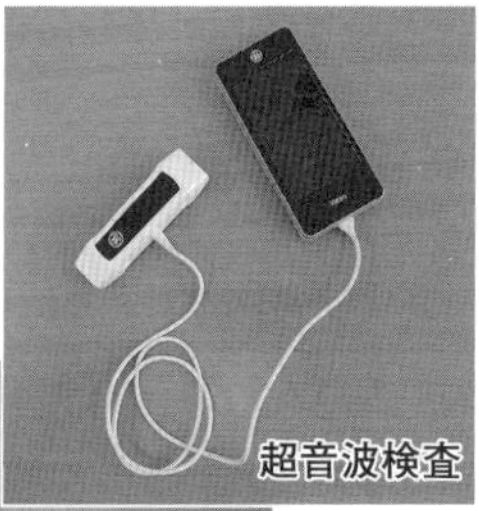

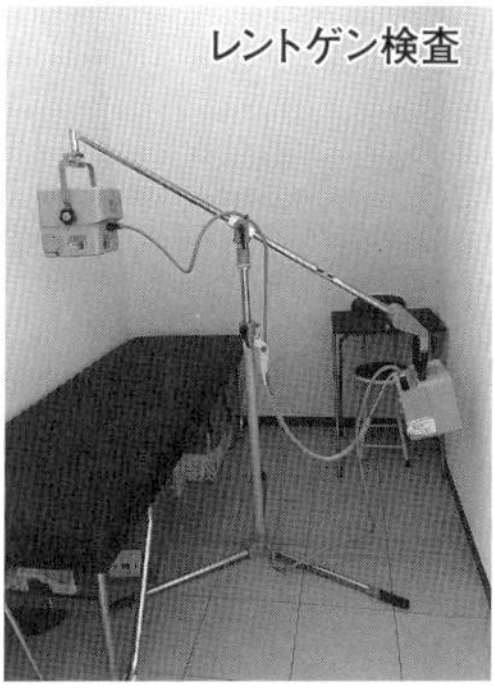

①病院に入院している場合

入院先の病院に「地域医療連携室」や「医療相談室」などがあれば、そちらのソーシャルワーカーに「在宅医療を希望しています」と相談してみましょう。介護生活の計画（ケアプラン）を作成するケアマネジャー（介護支援専門員）を紹介してくれるなど、いろいろと退院後の生活について相談に乗ってくれます。

ほかにも、高齢者の保健福祉の相談ができる「地域包括支援センター」や、市区町村の介護保険窓口、訪問看護ステーション、在宅介護支援センター、保健所など、地域のさまざまな窓口で相談ができます。

インターネットで検索をして、近郊のクリニックに直接連絡するという方法もあります。また、友人や職場の方などの口コミ経由で見つけたという患者さんやご家族もいます。

②自宅で療養中の場合

日々の通院がつらくなってきたなどの理由で在宅療養に切り替えたいという方は、まずかかりつけの先生に、訪問診療について相談しましょう。

クリニック（診療所）の場合は、その先生が訪問診療に対応してくださることもあります。

かかりつけが病院の先生（勤務医）だという場合は、その病院の「地域医療連携室」や「医療相談室」に相談してみましょう。

地域の相談窓口やインターネットで探す場合は、前の担当医に紹介状を書くように依頼してください。それを基にこれまでの治療の経過を引き継いで、今後の方針を立てることになります。

なお、在宅医療をしながらこれまでどおり、かかりつけの病院に時々通院することもできます。専門的なことはこれまでお世話になった先生に引き続きお願いし、家では訪問診療の先生にお世話になるという患者さんもいます。

在宅医を探すときに、最低限知っておきたいことがあります。

まず、クリニックが訪問診療を行う範囲は、「半径16キロメートル以内」の地域だという取り決めがあります。それぞれのクリニックで診療範囲を決めている場合があるので、この範囲内で探すのが基本です。

また、「看取りに対応している」「夜間や休日も来てもらえる」「病気が重くなっても診てもらえる」などは、どこまで対応してもらえるのか確認が必要です。

なお、私のクリニックでは患者さんの「食」の支援に力を入れていますが、このようにクリニックならではの特徴を打ちだすところも増えてきているので、事前に確認してみてください。

そしてなにより、在宅医療は患者さんおよびご家族との信頼関係が第一です。よく調べて、納得いくまでスタッフの説明を受け、患者さんに合うところを探すことが大切です。

介護保険を申請する

自宅での介護は、介護保険を申請するところから始まります。

まだの場合は、在宅医を探すと同時に、すみやかに申請しておきましょう。介護保険については52ページで詳しく説明します。

介護保険の利用にあたっては、ケアマネジャーを決めておく必要があります。市区町村の窓口、または地域包括支援センターで、ケアマネジャーが所属する「居宅介護支援事業所」を紹介してくれるので、この方にお願いしたいという人を選んでおきましょう。

介護保険を申請し、在宅医が決まったら、在宅医・ケアマネジャーと面談をします。今の病状や、生活の状況、どのような療養をしたいのかなどを話し合って、今後の方針を決めていきます。

なお、入院中の人は、入院している病院で「退院カンファレンス」を行う場合があり、訪問診療の担当医が参加することがあります。それまで診察していた病院の主治医と会い、直接話を聞いておくことで、治療経過が共有しやすく、かつ今後の自宅での療養に役立てることができます。

今後の方針を決めるうえでは、患者さんとご家族の意向が重視されます。積極的に治療していくのか、つらい痛みを取ることを第一に考えるのか、リハビリを頑張るのか、希望をはっきり伝えましょう。ご家族間で意見が対立した場合は、患者さんが快適に過ごしていくためにはどうすればいいかを家族間でしっかり話し合うことが大切です。

在宅医療の方針は、「在宅療養計画書」にまとめられます。書面の内容をよく確認して、同意書にサインをします。

より良い在宅医療を受けるには

在宅医療に対応しているクリニックを探すうえで、参考にしていただきたいのが、一定の基準を満たして国から認められたクリニックです。

届け出をすれば誰でも認められるというわけではないので、患者さんが安心して任せられる一つの基準になります。

なお、私のクリニックはこれらすべてに指定されており、患者さんやご家族の安心材料の一つになっています。

①在宅療養支援診療所

自宅で安心して療養するために不可欠な24時間体制が整っている診療所です。次の条件を満たすことで認可されます。

- 24時間連絡を受けることができる医師、または看護師が配置されていて、連絡先を文書で患者さんの家に伝えていること

- ほかの医療機関と連携して、24時間往診可能な体制を確保していること
- 訪問看護ステーションなど、看護師との連携によって、医師の指示に基づき24時間訪問看護の体制を確保していること
- その診療所、あるいは連携しているほかの医療機関で、患者さんの緊急入院を受け入れる体制を確保していること
- 医療サービスと介護サービスとの連携を担当するケアマネジャー（介護支援専門職）などと連携していること
- 在宅での看取りを行い、その数を報告していること

②機能強化型在宅療養支援診療所

次の3つの条件を満たす在宅療養支援診療所は「機能強化型」に指定されます。認可されている施設は全国で3164施設（平成30年7月1日時点）あり、より充実した診療体制が整っています。

- 在宅医療を担当する常勤医師が3名以上在籍

- 過去1年間の緊急往診の実績が10件以上
- 過去1年間の看取りの実績が4件以上

③在宅緩和ケア充実診療所

終末期がんなどの重い病気を持つ患者さんに対して、緩和ケア（痛みや苦しみを和らげる治療）ができる診療所です。

機能強化型の在宅療養支援診療所のうち、「過去1年間の緊急往診が15件以上」「自宅での看取り件数が20件以上」「PCA導入が2件以上」などの基準を満たすことで認可されます。PCAとは、「PCAポンプ」と呼ばれる注射用の機器を、患者さん自身（または患者さんの同意を得たご家族）が操作して、痛みを抑えるモルヒネなどの鎮痛剤を投与できる方法です。

今後ますます増える在宅医療

さまざまな病気を抱える患者さんの「家にいたい」という思いを支え、24時間365日、いつでも安心を提供するのが訪問診療というシステムです。在宅医療を支える訪問診療の必要性は、最近になってますます高まっています。

自宅で亡くなる人の割合は、１９５１年には82・5%もいました。その後、核家族化や少子化、共働き家庭が増加するといった社会環境の大きな変化によって、２０１８年には12・7%まで低下してしまいます。その代わり、病院など自宅以外の施設で亡くなる人が8割以上に増えました。

しかし、住み慣れた自宅で最期を迎えたいという願いを、今なお多くの人が持っています。厚生労働省の「終末期医療に関する調査」（平成29年度）によると、約7割の人が、どれほど症状が重くとも終末期を過ごす場所として自宅を希望しています。

それが実現できない理由は、主に「自分（家族）が利用できるかどうか分からない」「家族の負担が大きい」「どこにお願いすればいいのか知らない」「症状が急変したときに正しく対応できる自信がない」といった、患者さんやご家族の漠然とした不安によるところも大きいようです。

その一方で、２０２５年にはいわゆる団塊の世代がいっせいに75歳を迎える「２０２５年問題」が控えていることもあり、在宅医療を推進する動きを進めています。

少しずつですが在宅医療の輪は、確実に広がってきています。私のクリニックは岡山県で初となる24時間365日体制の訪問診療専門クリニックとして2009年に開設しましたが、その後、在宅医療に特化したクリニックが続々と県内に開院し、24時間体制の訪問看護ステーションも充実してきました。

厚生労働省が3年おきに実施している「患者調査の概況」（2019年公表）によると、2017年の特定の調査日に、在宅医療を受けた患者数は18万人に達し、1996年の調査開始以来、過去最多となりました。

超高齢化時代となり、いかに最期まで生活の質を保ち、自分らしく過ごすかが大きな課題となっています。そのなかで、在宅医療を選択する人はますます増えることが予想されます。ただ「家に帰る」だけでなく、「家で長く、安心して過ごせる」ように、私も在宅医として在宅医療の質をさらに高めるべく、気を引き締めていかなければならないと日々感じています。

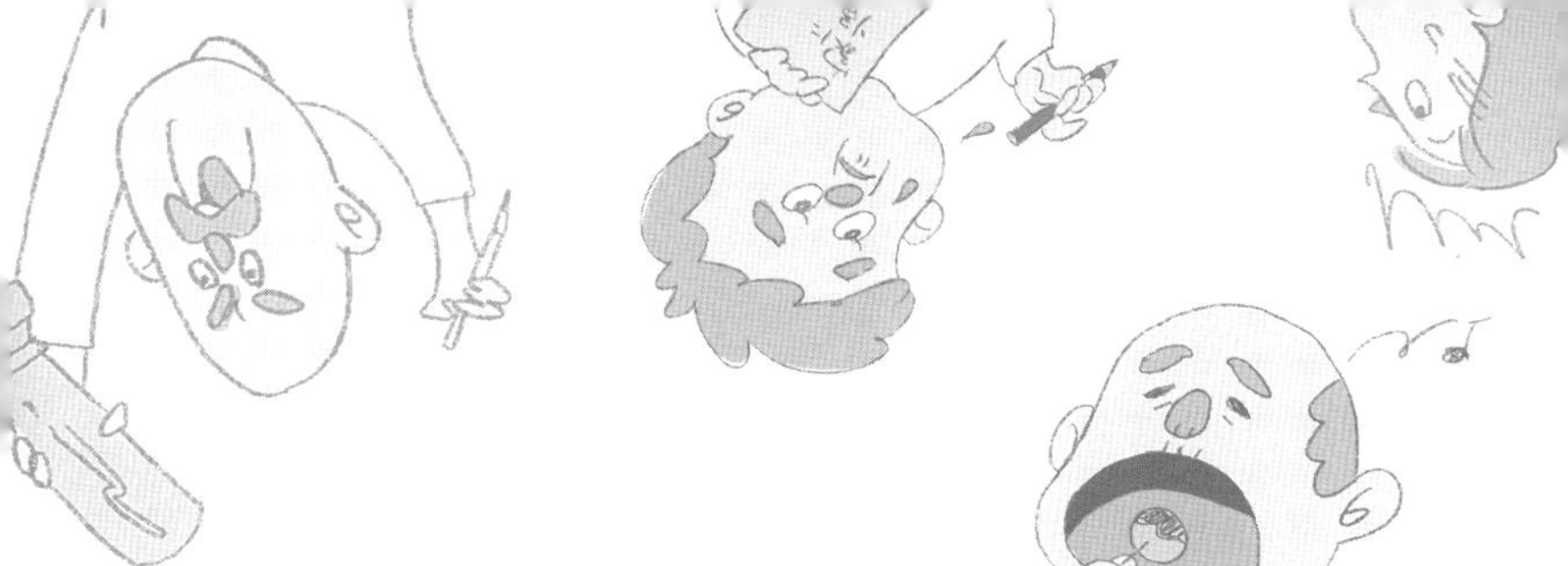

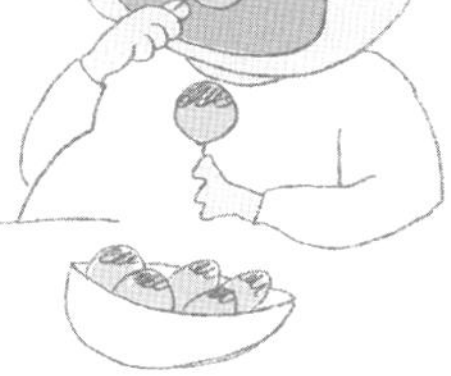

STORY 2

一生忘れない、ラスト・クリスマス

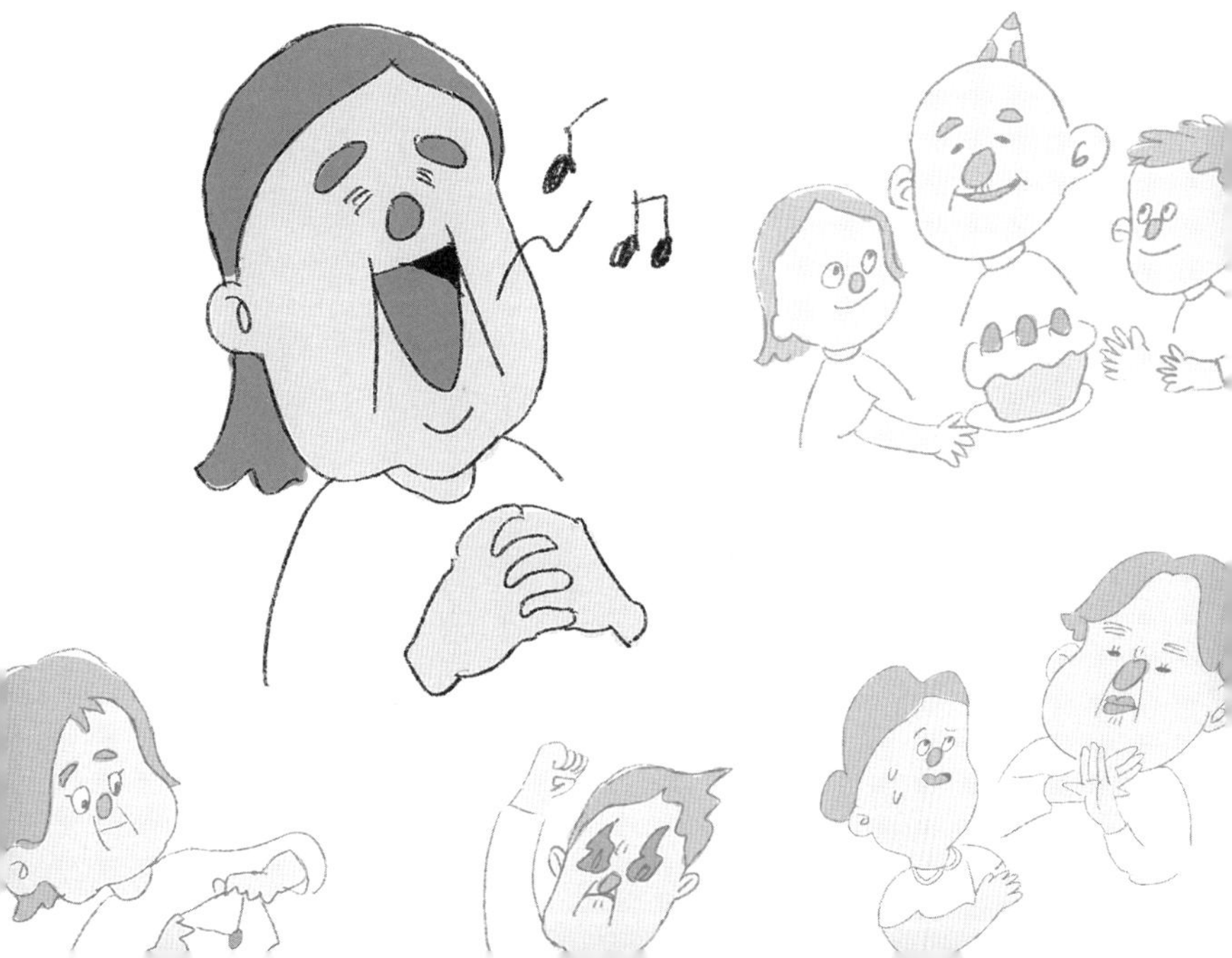

在宅医療が、患者さんの日々の楽しみを広げるきっかけになることもあります。吉本さんがその一人でした。

「楽しいなあ」とうれしそうに歌う吉本さんの姿を、私は今でも思い出します。

吉本さんは40代の頃から、膠原《こうげん》病を患っていました。

膠原病は、体の免疫機能に異常をきたす病気で、関節の腫れやこわばり、痛みなど、さまざまな症状を引き起こします。症状が進むと関節が変形するほか、さまざまな臓器に炎症を起こして、臓器本来の機能がとても悪くなってしまいます。

吉本さんも、膠原病が悪化したことで重い腸閉塞になり、小腸の大部分を切って、小腸ストーマという人工肛門を作る大手術をしました。

翌年の7月、腎臓の機能が悪化したこと、食事が摂れなくなったことで、再入院。小腸を切っていることから栄養の吸収状態が悪く、点滴をしても栄養にならずにそのまま流れてしまうことが続きました。腎臓の機能が良くなってきてからは少々食欲が出てきましたが、食べたものはそのまま栄養にならずに出てきてしまいます。

このときに、病院の主治医から娘さんに、余命は1～2カ月程度だと説明があったそうです。吉本さんが在宅医療を決意されたのは、その入院中のことでした。

「早く退院して、お家で過ごしたいわあ……」

大好きな自宅で余生を送りたいと考え、娘さん夫婦と同居する形で退院されたのです。

娘さん夫婦は共働きで忙しくされていたのですが、娘さんの仕事はケアマネジャーで、在宅医療についてもよくご存じでした。

共働き家庭で親を引き取り、自宅で介護するとなると、多くの方は「働きながらでは無理なのでは……？」などと躊躇されると思います。しかし娘さんは職業柄、訪問診療と訪問看護、そのほかの介護サービスをいくつか組み合わせれば、両立は可能だということがお分かりだったようです。

「これからは母が食べたいもの、飲みたいものを摂ってもらって、なるべく苦痛のないように過ごしてほしいです。私たちは日中あまり家にいられないんですが、その間は母をよろしくお願いします」

吉本さんはほとんど寝たきりでベッドの上で過ごしているので、約束の時間に訪問するようにしていました。

私たちが伺うと、吉本さんはお一人でベッドに横になっていて、愛犬のワンちゃんが玄関まで出迎えてくれました。

吉本さんは、もともと点滴があまりお好きではありませんでした。しかし私たちが訪問診療に初めて伺ったときから、しばらく毎日の点滴が欠かせない状態でした。

小腸ストーマをつけると、本来なら大腸から体内に吸収されるはずの腸液がどんどん排出されるので、体内の水分が足りなくなり、脱水状態に陥りやすくなります。加えて、吉本さんは口から飲んだり食べたりすることがとても難しくなっていたので、脱水症状を起こさないように、1日1～2リットル程度の点滴を続けながら、様子を見ていました。

日に日に元気がなくなっていった吉本さんですが、状況を打破するきっかけは、意外なところにありました。

「お母さん、これなら飲めるかもしれないから、飲んでみたら?」

あるとき娘さんが、ふとした思いつきでヨーグルト味の清涼飲料水を買ってきて、吉本さんに手渡したのです。

「なら、一口だけ……」

ほとんど何も口にできなくなっていた吉本さんですが、娘がせっかく持ってきたならと、あまり気が進まない様子でストローを口に入れてすすりました。

「……！　おいしい！」

たまたま吉本さんの口に合う味だったようで、さっそく「もっと買ってきて」と娘さんにお願いしていました。

何がきっかけになるか分かりません。このときから、吉本さんは口からも水分補給ができるようになり、次第に容態は安定していったのです。

退院から4カ月が過ぎました。

主治医から宣告されていた余命をとうに過ぎ、以前よりも状態が良くなっていた吉本さんでしたが、入院中からずっと寝たきりの状態だったため、身体機能を回復させるための簡単なリハビリを自宅で始めることにしました。

診察時の雑談で、吉本さんが昔から歌がお好きだという話はよく聞いていました。かつては趣味のコーラスグループに所属していて、仲間うちでコンサートを開いたこともあったようです。

そこで、訪問リハビリのスタッフが、発声練習と合わせて歌を歌うことを提案しました。

リハビリの一つとして歌を歌うことは、心肺の機能を強化して、嚥下《えんげ》力、すなわち飲み込む力も鍛えられます。膠原病の影響で嚥下力が低下していた吉村さんには、ぴったりの治療法でした。

これが、吉村さんにはとても効果的だったようです。音楽療法がリラックスやストレス発散につながり、情緒が安定して前向きになったという患者さんは多いのですが、吉村さんも、このリハビリをとても楽しんで取り組んでいました。

ある日の診察時、吉本さんから、訪問リハビリのときに「世界に一つだけの花」を歌っているというお話を聞きました。

「へえ、そうなんですか。せっかくだから、一緒に歌いましょうか」

その場にいた私と看護師、診療アシスタントの4人で、大合唱です。

「こうやって先生と歌っとると、コンサートしとるみたいでいいなあ」

吉本さんははしゃいだように言いました。これ以降、診察のときにも、私たちと一緒にいろいろな歌を歌うのが定番になりました。

ちょうどこの時期、吉本さんは、これまで点滴で補っていた1日1リットル程度の水分を口から飲めるようになり、一時期は点滴なしでも過ごせるようになりました。音楽のパワーが吉本さんの意欲を高めてくれて、笑顔を増やし、体調を安定させてくれたことは間違いありません。

「コンサートしとるみたい」という吉本さんの一言をきっかけに、私のクリニックでは、患者さんとコンサートを開催してはどうかという話題が会議で上がりました。

ちょうど、季節は暮れが押し迫る12月に入ったところでした。クリスマスコンサートにはうってつけのタイミングです。

「クリスマスコンサート、やりましょう！」

こうして、ささやかなクリスマスコンサートの開催が決定しました。

とはいえ全員の患者さん宅を回るのは不可能ですので、吉本さんともう一人、音楽好きな方のご自宅を回ることにしました。

初めての試みにスタッフ一同、テンションが上がります。さっそく雑貨店に駆け込み、サンタクロースの衣装やトナカイの着ぐるみを調達。みんなで一緒に歌うクリスマスソングは「赤鼻のトナカイ」と「きよしこの夜」に決め、吉本さんにはリハビリの時間を使って、練習をしていただきました。

そして当日。

診療が終わったあと、吉本さんにはクリスマス帽をかぶっていただき、外で待機していたスタッフ5名が「メリークリスマス！」とご挨拶しました。雪だるまやクリスマスツリーのコスプレをしたスタッフもいて、部屋の中央のいすに腰かけた吉本さんは穏やかに笑っています。

吉本さんの娘さんと、近所に住む親戚の方々も加わり、総勢17名が吉本さんの家の居間に大集合しました。

にぎやかなクリスマスコンサートは、大盛況で幕を閉じました。

「まさか、おうちでコンサートをすることになるとはねえ」

吉本さんがとてもうれしそうに合唱している姿が、印象的でした。

それから3カ月間、吉本さんは口から少しだけ固形物を食べられるようになり、穏やかに過ごすことができました。その間、娘さんと何度かドライブに行き、瀬戸内海にある与島への観光も楽しまれていたようです。

あるとき、私が東京で行われていた在宅医学会に参加している最中に、娘さんからお電話がありました。

「先生、今から母の実家に行こうと思うんですが、行っても大丈夫ですか？」

吉本さんのご実家は県外にあり、車で3時間ほどかかります。しかし、比較的体調が落ちついていて、ご本人もニコニコと穏やかに過ごしていた時期でした。また、たまたま吉本さんのご実家は私の故郷の近くでもあり、万が一何かあったら地元の知り合いの医師に連絡を取ろう――という気持ちもありました。

「今、行きたいという気持ちがあるならぜひお出掛けください！　何かあったら私が対応します」

「よかった！　行ってきます！」

娘さんも、私の言葉に背中を押されたようです。

往復6時間の長距離移動でしたが、ご実家に帰ることができたことを、吉本さんはたいへん喜んでいました。リクライニングした車の座席で、久々に車窓からの故郷の景色を楽しまれていたそうです。

「なんとか行ってきましたわ」

後日、吉本さんはほほ笑みながら教えてくれました。

退院から1年が経過した7月、吉村さんの病状は徐々に悪化していきました。完全に寝たきりになり、呼び掛けに対して軽く首を振るなどの意思表示をする程度でした。私はほとんど毎日診察に伺い、苦痛のないように安定剤などを使用しました。

その日、診療を終え、吉本さんの耳元で「また来ますね」とそっと声を掛けました。直後、娘さんから連絡があり、そのまま眠るように亡くなられたそうです。

お看取りから1カ月後、グリーフケアでご自宅に伺いました。

居間には、吉本さんのとびきりの笑顔の写真が飾ってありました。亡くなる1カ月前に、とても仲の良かった知人が会いにきてくれたときの写真だそうです。

「退院して家に帰って来てからの母は、本当に楽しそうだったねと主人と話していたんです。たくさんの人に関わってもらって、リハビリも頑張って、皆さんにクリスマスコンサートも開いてもらって……。母も幸せだったと思います」

娘さんによると、亡くなった当日、私が帰ったあとで、吉本さんが胸に手を当てて、小さな声で「死ねる」と言い、静かに合掌したそうです。

「聞き間違いかな？　と思って聞き直したんですが、やっぱり、『死ねる』と言っていました。

思い残すことがなかったから、その言葉が出たんだなあって。

だから今、私たちは寂しいというより、母の死をまっとうしてあげられたなという気持ちと、支えてくれた皆さんへの感謝の気持ちでいっぱいなんです。私たちも仕事をしながら、家で看取ることができて本当によかった。ただ、今までいろいろな人の出入りがありましたから、それがなくなると寂しくなりますね……」

娘さんは、そう言って少し寂しそうに笑いました。

吉本さんが亡くなられてから3年が経ちました。

毎年冬になり、街中でクリスマスソングが流れるたびに、居間の中央で楽しそうにほほ笑むあのときの吉本さんの姿を、私はいつも思いだしています。

ポイント解説

自宅で介護をするための準備

介護保険を活用しよう

吉本さんのご家庭では、娘さんが介護の仕事をしていたこともあり、サービスをうまく利用してご家族の負担を軽くしていました。

ここでは、在宅医療をするうえで欠かせない、介護保険の仕組みについて説明します。介護保険にはさまざまなサービスがありますが、制度が少々複雑です。いくつかの手続きを経ないと、利用することができません。

正しく理解して上手に活用し、患者さんやご家族の介護生活をより快適なものにしていただければと思います。

介護保険は、40歳以上の国民全員が被保険者（保険の対象）となる社会保険制度です。少子化や核家族化が進み、家族だけで介護をするのが難しくなった社会背景を受けて、高齢者の介護を社会で支えるべく2000年に制度化されました。収入に

介護保険制度の仕組み

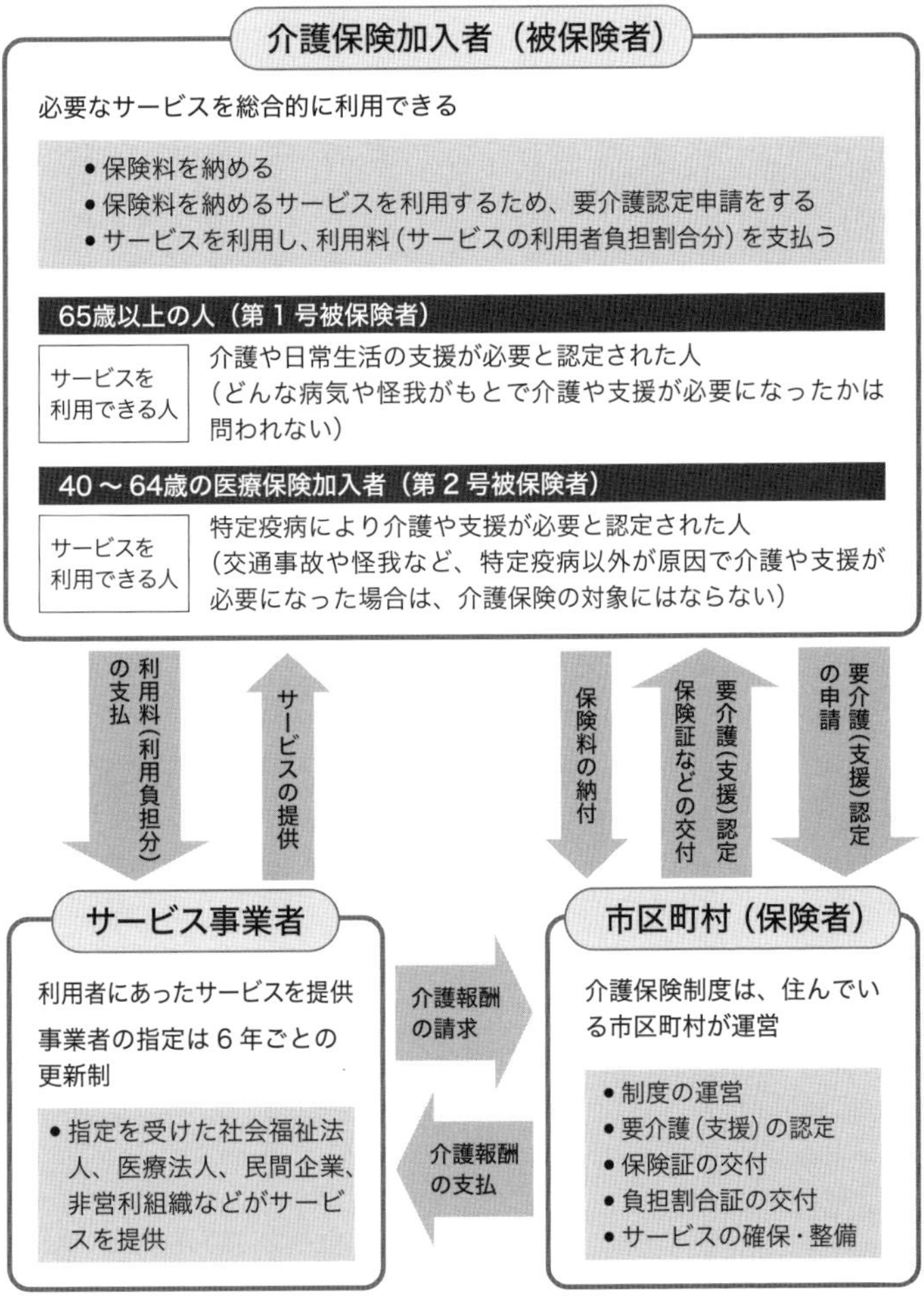

介護保険加入者（被保険者）
必要なサービスを総合的に利用できる
• 保険料を納める
• 保険料を納めるサービスを利用するため、要介護認定申請をする
• サービスを利用し、利用料（サービスの利用者負担割合分）を支払う
65歳以上の人（第1号被保険者）
サービスを利用できる人
介護や日常生活の支援が必要と認定された人（どんな病気や怪我がもとで介護や支援が必要になったかは問われない）
40～64歳の医療保険加入者（第2号被保険者）
サービスを利用できる人
特定疾病により介護や支援が必要と認定された人（交通事故や怪我など、特定疾病以外が原因で介護や支援が必要になった場合は、介護保険の対象にはならない）
利用料（利用負担分）の支払
サービスの提供
保険料の納付
要介護（支援）認定 保険証などの交付
要介護（支援）認定の申請
サービス事業者
利用者にあったサービスを提供
事業者の指定は6年ごとの更新制
• 指定を受けた社会福祉法人、医療法人、民間企業、非営利組織などがサービスを提供
介護報酬の請求
介護報酬の支払
市区町村（保険者）
介護保険制度は、住んでいる市区町村が運営
• 制度の運営
• 要介護（支援）の認定
• 保険証の交付
• 負担割合証の交付
• サービスの確保・整備

（出典：平川市「介護保険制度の仕組み」）

応じた自己負担分を支払うことで、介護サービスを利用することができます。

介護保険を利用できる条件は、年齢によって違いがあります。

65歳以上は、介護が必要になった原因を問わず、介護サービスを受けることができます。

40歳以上から64歳までの人は、16種類の「特定疾病《しっぺい》」が対象になります。

特定疾病は、「①末期がん、②関節リウマチ、③筋萎縮性側索硬化症、④後縦靭帯骨化症、⑤骨折を伴う骨粗しょう症、⑥初老期における認知症、⑦パーキンソン病関連疾患、⑧脊髄小脳変性症、⑨脊柱管狭窄症、⑩早老症、⑪多系統萎縮症、⑫糖尿病性神経障害、糖尿病性腎症及び糖尿病性網膜症、⑬脳血管疾患、⑭閉塞性動脈硬化症、⑮慢性閉塞性肺疾患、⑯両側の膝関節又は股関節に著しい変形を伴う変形性関節症」です。

介護が必要な状況になったら、介護保険の申請手続きをしましょう。

ご本人、またはご家族が、各市区町村の地域包括支援センターか、介護保険担当の窓口に「要介護認定」（または要支援認定）の申請を出します。

後日、各市区町村の担当職員やケアマネジャーなどの調査員が自宅を訪問して、認定調査を行います。できるだけ普段接しているご家族（介護者）が同席して、日々の様子を伝え、本人の現在の体調や心理的な状態などを把握してもらいましょう。また、かかりつけの医師にも意見書を求めます。

なお、調査のときにあまりにも普段とは様子が違う場合には、あとで連絡をして再調査を依頼できます。

その訪問結果と医師の意見書を基に、介護または支援が必要かどうかを、各市区町村の介護認定審査会が判定します。そして申請から1カ月程度で認定結果と介護保険証が郵送されます。

認定は、要支援1～2、または要介護1～5の7段階があり、要介護度に応じて利用できるサービスや月々の利用限度額が違います（63ページの表を参照ください）。

要支援、または要介護の認定を踏まえて、地域包括支援センターの保健師やケアマネジャーが、患者さんの状態に合わせたケアプランを作成してくれます。その後は、認定された区分の利用限度額内で、各種サービスを事業者から受けることができます。

なお、この要介護認定は最長3年の有効期間となりますが、２０２１年度から最長4年に変更される予定です。

介護保険で使える主な在宅のサービス

介護保険で要支援・要介護の認定を受けた人が利用できる「居宅サービス」は、自宅で生活する患者さん向けのサービスです。

訪問介護や訪問看護、訪問入浴、訪問リハビリなどのほか、福祉用具のレンタルと購入費の支給、手すり・スロープの取り付けをはじめとする住宅改修費の支給も含まれます。

サービス利用にあたっては、患者さんやご家族の希望をケアマネジャーに伝えて、しっかり検討することが大切です。

介護サービスはご家族の負担を軽くするためのものでもあります。「日中は仕事で留守にしているので代わりに手厚く介護してほしい」「お風呂に入れさせてあげるのが体力的に難しい」「排泄の処理にどうしても抵抗がある」といった相談も、率直に伝えてみてください。

■訪問介護

ホームヘルパーが自宅を訪問して、掃除・洗濯・買い物・調理などの生活支援や、食事・排泄・入浴・着替えなどの介護を提供します。最初に来てもらうときには、患者さんが自宅で普段どう過ごしているかを詳しく伝えます。

サービスはあくまで介護の範囲内なので、患者さん本人以外へのサポートや、留守番、来客対応、ペットの世話、草むしりといった介護以外の作業はできません。

■訪問入浴

体がうまく動かせない患者さんのための入浴サービスです。

看護職員と介護職員が、患者さんの自宅に組み立て式の簡易浴槽を持ち込んで、入浴の介助を行います。血圧や脈拍などをチェックして、患者さんに負担がないように入浴させてくれるので安心です。全身浴か部分浴かで、料金が異なります。

■訪問看護

看護師や保健師、理学療法士、作業療法士などが医師の指示のもと、健康状態の観察や点滴・注射などの医療処置、痛みを軽減するための処置、薬の服用の管理などを行います。都道府県に指定を受けた訪問看護ステーションと病院、診療所が担当しており、終末期のケアにも対応しています。

重い病状や、胃ろう、床ずれ（褥瘡）の処置、在宅酸素療法などで医学的な管理が必要な患者さんは、訪問診療とあわせて利用することで、より手厚く診てもらうことができます。

なお、訪問看護は医療保険で行われることもあります。厚生労働省が指定した難病、またはがん終末期の緩和ケア、人工呼吸器をつけている患者さん、体調の急な悪化がみられ、主治医より特別な指示が出た場合などは、医療保険が適用になります。

■訪問リハビリテーション

理学療法士や作業療法士、言語聴覚士などのリハビリスタッフが、医師の指示のもと、自宅に訪問してリハビリを行います。

体操や運動、マッサージなどによる日常生活の基本動作のリハビリや、発声や発語などの言葉の訓練、飲み込む力の機能訓練などがあります。さまざまな活動を通じて心身の回復を図る「作業療法」もリハビリの一つで、音楽や絵画、手芸、工作などを行います。

また、福祉用具や住宅改修に関するアドバイスや、ご家族（介護者）の介護負担を軽減するための相談も請け負っています。

介護保険で訪問リハビリを利用する場合、1回20分なら週6回まで（1回40分なら週3回まで）受けることができます。

■居宅療養管理指導

医師や歯科医が自宅を訪問して、健康管理や指導を行ったあとにケアマネジャーと連携してケアプランに必要な情報提供を行った際に算定されます。また、薬剤師の行う薬の飲み方や副作用についての指導や、歯科衛生士による口の中や入れ歯のケア、保健師による保健指導、管理栄養士による栄養指導などもあります。

■夜間対応型訪問介護

夜間（18時～朝8時）に、ホームヘルパーが利用者の自宅を訪問します。排泄の介助をしたり安否確認をする「定期巡回」と、ベッドから転落したり転倒したりしたときに必要なヘルパーを呼んで適切な介助を受ける「随時対応」のサービスを提供します。要介護度が高い一人暮らしの患者さんが主に利用しています。

■定期巡回・随時対応型訪問介護看護

1日複数回、定期的に訪問するほか、連絡を受けてから随時対応や訪問をするサービスです。訪問介護と訪問看護が連携を取りながら、必要なサービスを必要なタイミングで利用できます。

在宅での診療と介護、毎月いくら掛かる？

ざっくり言うと、在宅医療に掛かる費用は「①訪問診療への支払い、②薬局への支払い、③介護保険の自己負担分」となります。

①訪問診療の料金

訪問診療は、なんとなく「高いのでは？」というイメージがあるかもしれませんが、各種健康保険が適用されます。

患者さん側の自己負担額は、かかった医療費の1～3割になります。

高齢者の場合は医療費負担の上限が決められており、1～2割負担の人なら最高でも1カ月につき1万8000円。3割負担だと、どれほどの所得があるかによりますが、約8万～24万円程度になります。

看取りを考えておられる患者さんなど、病状が重くなるほど医療費も高額になります。ただ、上限があることから、検査や複数回の往診、その他いろいろな治療を受けたとしても、1カ月あたりの診療費の自己負担はだいたい1割負担の方で6000円～1万8000円くらい、3割負担で1万8000円～上限額（約8万～24万円）くらいの費用負担を目安にしていただければと思います。

インフルエンザなどの予防接種、診断書・申請書などの文書作成料、介護で使用する物品の一部は自費負担になります。また、クリニックによっては訪問の交通費が掛かるところもあります。さらに、介護保険の認定があり、主治医とケアマネジャーが連携して自宅療養を支える場合に「居宅療養管理指導料」が発生します。

②薬の料金

訪問診療では、通院の場合と同様に、薬剤費が別途かかります。

調剤薬局に薬を取りにいけないご家庭には、訪問服薬指導といって、介護保険を利用して自宅まで薬剤師が来てくれるサービスもあります。処方された薬の代金に加えて、1割負担で1回につき300〜600円、3割負担で900〜1950円程度の負担で服薬指導を自宅で受けることができるので、最寄りの薬局が訪問服薬指導に対応している場合は、ぜひ利用してみてください。保険が適用されない薬剤を使う場合、医療費負担の上限額を超えてしまうこともあるので、医師によく確認しておきましょう。

③介護サービスの料金

介護保険を利用して受けられるサービスの上限額と、自己負担額も決まっています。

介護保険利用料の自己負担額は、始まった当初は所得に関わらず1割でした。しかし、2015年から「年金収入などが280万円以上」の人は2割となり、2018年からは「年金収入などが340万円以上」の人は3割負担になったので、自分の自己負担がいくらか、確認しておきましょう。また、介護保険の対象外になる費用もあります。例えば介護に必要なおむつやガーゼなどの消耗品は、ご家族が事前に用意しておく必要があります。月額いくらまで出せるかなど、率直にケアマネジャーに相談してみることをおすすめします。

在宅サービスの料金目安

区 分	心身の状態（例）	在宅サービスの利用限度額（1カ月）	自己負担額（1割の場合）
要支援1	・入浴・排泄などの基本的な日常生活はほぼ自分で行えるが、家事や買い物など身の回りの世話の一部に何らかの支援が必要	5万30円	5003円
要支援2	・要支援1よりもわずかに能力が低下 ・立ち上がりの動作や、入浴・排泄などの基本的な日常生活に一部介助が必要	10万4730円	1万473円
要介護1	・立ち上がりの動作や歩行に不安定さが出てくる ・入浴・排泄などの基本的な日常生活に一部介助が必要	16万6920円	1万6692円
要介護2	・立ち上がりの動作や歩行に支えが必要 ・入浴・排泄、洗顔、着替えなどに一部または多くの介助が必要	19万6160円	1万9616円
要介護3	・立ち上がりの動作が自分でできず、歩行に支えが必要 ・入浴・排泄、洗顔、着替えなどに多くの介助が必要	26万9310円	2万6931円
要介護4	・介護なしでは日常生活が送れない ・立ち上がり、歩行が自分でできない ・入浴・排泄、洗顔、着替えなどに全面的な介助が必要	30万8060円	3万806円
要介護5	・日常生活や身の回りの世話全般にわたって全面的な介助が必要	36万650円	3万6065円

※金額は参考額。地域によって異なる
（「介護給付費実態調査」を基に作成）

自宅で必要な準備は？

在宅で療養すると決めたら、自宅を患者さんに適した環境に整えることが大切です。これまでは自宅で健康に過ごせていても、今後はちょっとしたことが転倒などの事故や生活上の不自由につながり、大きな負担になることもあるはずです。

患者さんの現在の様子を見て、自宅が安全で快適な環境かどうか、チェックしてみてください。

■室内の移動がスムーズにできるかチェックする

玄関から室内に入ったり、自室からトイレやお風呂に移動したりするときに、問題なくスムーズに移動できるか確認します。

室内のものはできるだけ片付けておくことも大切です。特に廊下や寝室、トイレ・浴室まわりにある不用品やコード類、箱などは片付けておきましょう。

■福祉用具をレンタルする

車いすや介護用ベッドなど、自宅で必要になる福祉用具が、介護保険を使えば所得に応じて1~3割の負担でレンタルできます。

特に介護用ベッドは、電動リクライニング機能があり、上半身や足元を起こすことができるので重宝します。「自宅にいるのだから布団や普通のベッドで十分」という方もおられますが、患者さんの快適さやご家族の介護負担が減るのでおすすめです。

介護度によってレンタルできる福祉用具が変わるため、まずはケアマネジャーなどの専門家に相談してください。

■介護用品を購入する

入浴やトイレに関するものなど、一般的にレンタルに抵抗感があるもの、使用するにつれて劣化していくものは「特定福祉用具」と呼ばれ、レンタルはできず購入することになります。

特定福祉用具は次の種類があり、毎年4月からの1年間で、自己負担額が1~3割で購入できます（上限10万円）。ただし、自治体が指定する販売事業者から購入しないと、保険の対象にならないので注意しましょう。

介護保険でレンタルできる福祉用具

種 目	機能または構造など
車いす	● 自走用標準型車いす、普通型電動車いす、介助用標準型車いす
車いす付属品	● クッション、電動補助装置などで、車いすと一体的に使用されるもの
特殊寝台（介護用ベッド）	● サイドレールが取り付けてあるもの、または取り付け可能なもので、次のいずれかの機能を有するもの →背部または脚部の傾斜角度が調整できる機能 →床板の高さが無段階に調整できる機能
特殊寝台（介護用ベッド）付属品	● マットレス、サイドレールなど ● 特殊寝台と一体的に使用されるもの
床ずれ防止用具	● 次のいずれかに該当するものに限る →送風装置または空気圧調整装置を備えた空気マット →水などによって減圧による体圧分散効果をもつ全身用のマット
体位変換器	● 空気パッドなどを身体の下に挿入することにより、居宅要介護者などの体位を容易に変換できるもの（体位の保持のみを目的とするものを除く）
手すり	● 工事不要で設置できるもの
スロープ	● 工事不要で設置できるもの
歩行器	● 固定型歩行器や四輪歩行車など
歩行補助つえ	● 松葉づえ、カナディアン・クラッチ、ロフストランド・クラッチ、プラットホーム・クラッチおよび多点杖
認知症老人徘徊感知機器	● 認知症老人が屋外へ出ようとした時など、センサーにより感知し、家族、隣人らへ通報するもの
移動用リフト（つり具の部分を除く）	● 床走行式、固定式または据置式であり、かつ、身体をつり上げまたは体重を支える構造を有するものであって、その構造により自力での移動が困難な者の移動を補助する機能を有するもの（取り付けに住宅の改修を伴うものを除く）
自動排泄処理装置（本体部分）	● 尿または便が自動的に吸引されるものであり、かつ、尿や便の経路となる部分を分割することが可能な構造を有するものであって、居宅要介護者やその介護を行う者が容易に使用できるもの

（出典：一般社団法人全国福祉用具専門相談員協会）

介護保険で購入できる福祉用具

種 目	機能または構造など
腰掛け便座（ポータブルトイレ）	● 次のいずれかに該当するものに限る →和式便器の上に置いて腰掛式に変換するもの（腰掛式に交換する場合に高さを補うものを含む） →洋式便器の上に置いて高さを補うもの →電動式またはスプリング式で便座から立ち上がる際に補助できる機能を有しているもの →便座、バケツ等からなり、移動可能である便器（水洗機能を有する便器を含み、居室において利用可能であるものに限る）ただし、設置に要する費用については従来通り、法に基づく保険給付の対象とならないものである
自動排泄処理装置（交換部分）	● 尿または便が自動的に吸引されるもので、居宅要介護者やその介護を行う者が容易に使用できるもの
入浴補助用具	● 入浴に際しての座位の保持、浴槽への出入り等の補助を目的とする用具であって、次のいずれかに該当するもの 1. 入浴用いす（座面の高さが概ね35cm以上のもの又はリクライニング機能を有するもの） 2. 入浴台（浴槽の縁に掛けて浴槽への出入りを容易にすることができるもの） 3. 浴槽用手すり（浴槽の縁を挟み込んで固定することができるもの） 4. 浴室内すのこ（浴室内に置いて浴室の床の段差解消を図ることができるもの） 5. 浴槽内いす（浴槽内に置いて利用することができるもの） 6. 浴槽内すのこ（浴槽の中に置いて浴槽の底面の高さを補うもの） 7. 入浴用介助ベルト（居宅要介護者等の身体に直接巻き付けて使用するものであって、浴槽への出入りなどを容易に介助することができるもの）
簡易浴槽	● 空気式または折りたたみ式などで容易に移動できるものであって、取水または排水のために工事を伴わないもの ※硬質の材質であっても使用しないときに立て掛けることなどにより収納できるものを含むものであり、また、居室において必要があれば入浴が可能なもの
移動用リフトのつり具部分	● 身体に適合するもので、移動用リフトに連結可能なもの

①腰掛け便座（ポータブルトイレ）
②入浴補助用具
③簡易浴槽
④自動排泄処理装置（交換部分）
⑤移動用リフトのつり具の部分

■小規模な住宅改修をする

患者さんが家で過ごすにあたって、住宅改修が必要になることもあります。

例えば、室内に段差がある場合、転倒の危険があるので手すりをつける必要があります。室内を車いすや歩行器を使って移動する場合は、スロープを取り付けたほうがいいでしょう。ほかにも、和式トイレから洋式トイレへの取り替え、すべりにくい床材への変更、開き戸から引き戸への扉の取り替え（または撤去）が、介護保険の給付の対象になります。まずはケアマネジャーなどに相談してください。

介護保険を使うと、こうした自宅のバリアフリー化が1～3割の自己負担で済みます。ぜひ利用してください（支給限度額の上限は、要支援・要介護の区分に関わらず1人あたり年間20万円)。

なお、もし引っ越しをしたり、要介護度が一気に上がったりした場合は、再び支給を受けることができます。

介護費用を軽くする制度

看取りを視野に入れた在宅療養は、さまざまなサービスを受ける患者さんが多く、自己負担額が大きくなります。

負担を軽くするために、いろいろな公的制度や補助制度があるので、ぜひ忘れずに申請してください。

■高額療養費制度

医療費の負担が大きくなり過ぎないように、1カ月(毎月1日~月末まで)の医療費の自己負担額(薬局での支払いも含む)が上限に達した場合、超過分が申請によって払い戻されます。

払い戻しには、医療機関が保険者へ提出する診療報酬明細書（レセプト）の審査が必要なため、診療から3カ月以上掛かるので注意しましょう。

■高額介護サービス費

介護保険を利用して支払った1～3割の自己負担額が、所得に応じた一定の金額を超えたときに適用されます。申請すればその分の金額が後日、自治体から払い戻されます。

なお、福祉用具の購入費や、住宅のリフォームに掛かる費用は含まれません。

■高額医療・高額介護合算療養費

1年間（8月1日～翌年7月31日）にかかった公的な医療保険と介護保険の自己負担額の合計金額が一定の基準を超えた場合に、超えた分の金額が払い戻されます。

ただし、先ほど紹介した「高額療養費」や「高額介護サービス費」の支給を受けることができた場合には、その額は合計金額から除きます。

高額療養費や高額介護サービス費の支給を受けても、なお支払いがかさむ場合のための制度として覚えておきましょう。

該当すれば介護保険の「自己負担額証明書」が発行され、この証明書を健康保険に提出すれば払い戻しを受けられます。

支給を受けられる期間は2年間なので、期間内ならばさかのぼって支給申請することも可能です。

■医療費控除

1年間で一定以上の医療費を支払った場合、税務署に確定申告をすれば、支払った税金が還付されます。

医療費だけでなく、介護保険の在宅療養費（訪問介護、訪問入浴介護など）、医療器具の購入費なども含まれます。控除を受けるには領収書が必要になるため、必ず領収書を保管しておくようにしましょう。

なお、介護保険の「高額介護サービス費」や、「高額医療・高額介護合算サービス費」などの支給を受けた場合、それを差し引いた金額が控除対象になります。

■自治体独自のサービス（市区町村特別給付）

介護保険のサービス以外に、市区町村が独自に定めた給付を行っていることがあります。おむつの支給サービス、安否確認を兼ねた配食サービス、訪問理美容サービス、外出介助サービス、移送サービスなどがあり、条件を満たせば無料または低価格で利用できます。自治体によって異なるので、お住いの市区町村に確認してみてください。

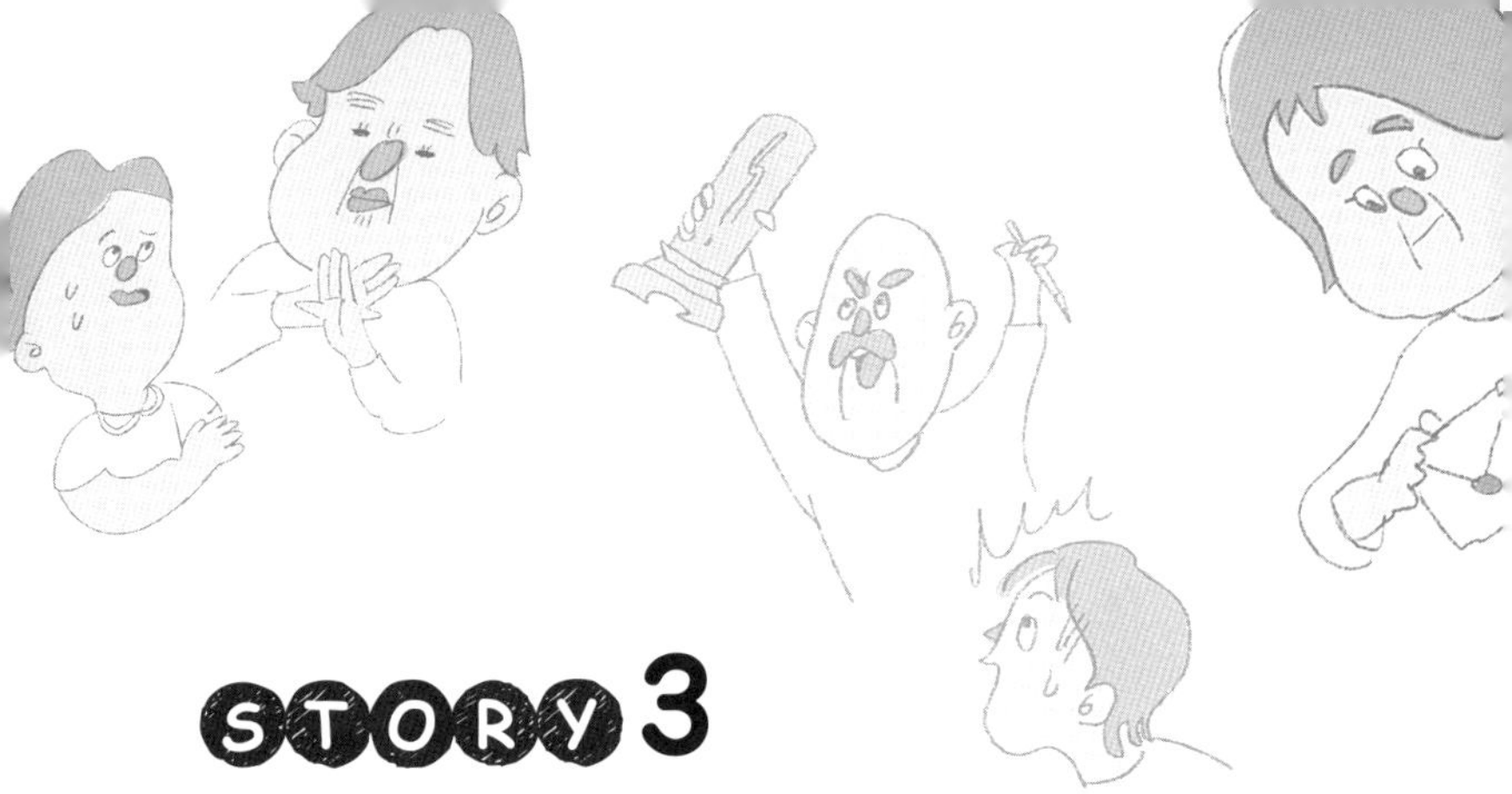

STORY 3

思い出のたこ焼き

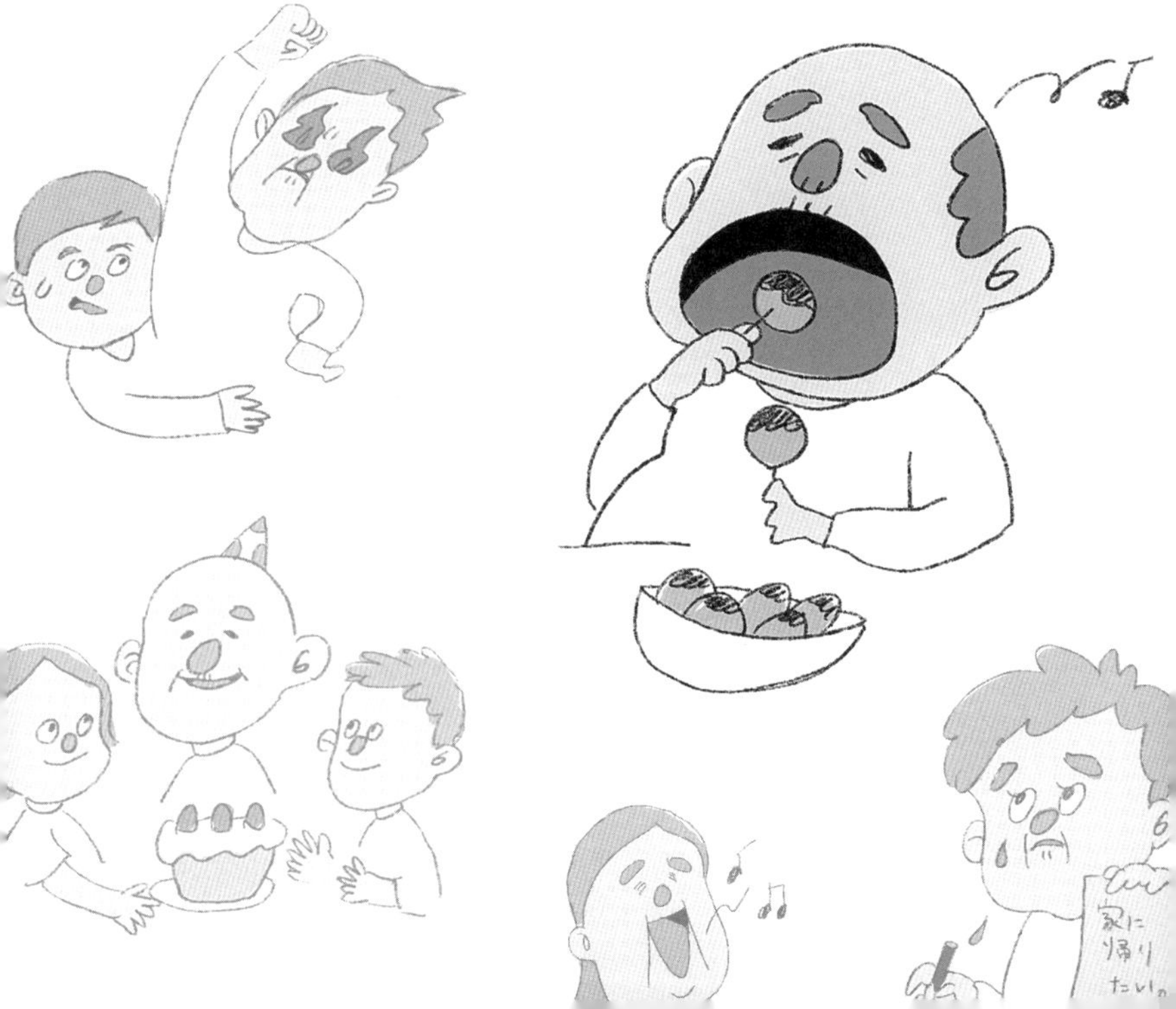

在宅での療養生活を送るうえで、大きな困りごとの一つが、「食べること」です。堀口さんも、その一人でした。

堀口さんは4年前、肺の中にある酸素を取り込む器官に炎症や損傷が起こり、咳が出たり呼吸がしづらくなったりする「間質性肺炎」と診断されました。

かかりつけの病院に通院しながら療養生活を送っていましたが、今度は右足の関節が痛むようになり、痛風と診断されて大学病院に入院。1カ月後に退院したのですが、衰弱が激しく、何事にも意欲を示さなくなり、病院にも行きたがらなくなってしまいました。

かかりつけ医からは、施設への入居をすすめられたそうです。ただ、ご家族としては「もう少し家で様子を見てあげたい」という思いが強くありました。そしてインターネットで私のクリニックのホームページを見つけたお孫さんが、私たちに相談の電話をくださったのです。

「おじいちゃんはここ数週間でとても元気がなくなってしまって、しんどいみたいでデイサービスも休みがちになってしまいました。でも、私たちとしては、このまま家で様子を見てあげたいのですが……」

こうして私のクリニックが2週に1回診察に伺い、体調管理をすることになりました。

堀口さんは、かつては体重が１００キロある大柄な体格でしたが、病気をしてからは50キロ台まで激減してしまったそうです。私たちが初めて自宅に伺ったときは、ベッドからまったく起き上がれなくなっていました。

「お義父さんは、昔は食べるのがとても好きな人でした。どんどん体重が減ってきているので何か食べてほしいけど、何も食べたがらないし、どうすればいいのか分からないんです」

同居している息子さんの奥さんが、心配そうに言いました。

重い病気を抱える患者さんは、しばしば「食べたい」と思えなくなることがあります。特に終末期では顕著です。しかし、できるだけ最期まで口から食べたいという患者さんも、できることなら食べさせてあげたいというご家族も大勢おられます。

こうしたことから私のクリニックでは、在宅で過ごす患者さんの生活の質を高める一つの方法として、２０１７年から「食支援」を始めました。医師と看護師、管理栄養士と言語聴覚士がチームを組んで、「この患者さんはどういうものだったら食べられるだろう？」「食べ物が誤って気管に入ってしまうのを防ぐにはどうすればいいだろう？」などと考えて、検査をしたり、リハビリやアドバイスをしたりして、より良い食のために最善を尽くすようにしています。

堀口さんも、ご家族の希望から、栄養指導を始めることにしました。栄養指導は、どうしたら食べられるようになるか、何だったら食べられるかなどを丁寧にヒアリングして、患者さん一人ひとりに応じた解決策を探るというものです。

「何か、食べたいものはありませんか？」

管理栄養士のAさんが聞いても、堀口さんは首を横に振り、

「何も食べたくない」

とつぶやくばかりです。

私のクリニックでは、食欲のない患者さんに対しては無理に食べさせようとせず、少量でもいいので「食べたいもの」の希望を叶えるようにしています。食べられるものが一つでもできれば、自信になり、食欲を取り戻すことがあるからです。

何か良い案はないかと、Aさんは堀口さんの息子さんやお孫さんに話を聞きました。

「堀口さんが、昔何かお好きだったものはありますか？」

「そうですねえ……。食べ歩くのが好きで、好物はいろいろありました。そういえば若い頃に大阪に勤めていた時期があるそうで、たこ焼きは第二の故郷の味だとよく言っていました」

「なるほど、たこ焼きはいいですね。やってみましょう！」

Aさんが考えたのが、堀口さんに一口だけでもたこ焼きを食べてもらうというアイディアです。

たこ焼きのように匂いが強く、味が濃いものは、口に入れたときの刺激が大きいので、食欲を促しやすいのではないかという考えからでした。

しかし、ほかで作ってきたたこ焼きを持参するだけでは、食欲がなくなってしまった堀口さんに食べてもらうのは至難の業だとAさんは思いました。

そこで用意したのは、たこ焼き器です。

「たこ焼きで大切なのは、匂いです。堀口さんのベッドの横で、たこ焼きを焼いてみます」

こうしてAさんは、ある日の訪問で、ベッドに寝たままの堀口さんのそばでエプロンをつけて、たこ焼きの準備を始めました。

「堀口さん、今から、あるものを作ろうと思います。何でしょう?」

たこ焼きの粉は、堀口さん用に特別に配合した、栄養価の高いものです。また、堀口さんは飲み込む力が弱まっていたので、安全を考えて、たこが入っていない「たこ抜き焼き」にしました。

たこ焼き器のスイッチを入れ、焼き始めました。

部屋にジュージューという音と、おいしそうな匂いが立ち込めてきました。

堀口さんもだんだん気になってきたらしく、Aさんのほうをじっと見つめています。

すると――

堀口さんがベッドから起き上がり、

「たこ焼きか?」

と言ったのです。

「そう、たこ焼きですよ。ぜひ召し上がってください」

Aさんが促すと、堀口さんは言いました。

「食べたい」

これにはそばにいたお孫さんも驚きました。

「おじいちゃん、食べたいんか!」

さっそく、小皿に焼き上がったたこ焼きを1個載せ、箸で食べてもらいました。

堀口さんは、そっと口に入れました。

ゆっくりと噛み続け、しばらくして、ゴクンと飲み込みました。

そのあともゆっくりと口に入れ、モグモグと味わって食べました。その姿を、お孫さんとAさんはじっと見守りました。

「おいしい。おかわりちょうだい」

Aさんは「どうぞ、どうぞ」とにっこり笑いました。

小さいたこ焼き2個を、堀口さんは時間をかけて完食しました。そして、

「でも……たこが入ってないから、ダメだね」

と、予想外のダメ出しです。

「じゃあ、次はたこ入りのたこ焼きを食べられるようにリハビリ頑張りましょうね」

Aさんはそう返して、みんなで笑いました。

これを機に、堀口さんは少しずつですが、食への興味が戻っていきました。息子さんご夫婦が食事中のところを、堀口さんがじっと見ているので、「一緒に食べますか?」と聞いたらうなずいたので、久しぶりに食卓を3人で囲んだそうです。

「今度は、うちでもたこ焼きをやってみようと思います」

ご家族も喜んでくださり、スタッフ一同とてもうれしかったのを覚えています。

私のクリニックでは、正月に「お雑煮回診」を行っています。

お雑煮回診では、少しでもお正月気分を味わっていただきたいという思いから、患者さんの状態に合わせた飲み込みやすいゼリー状のお餅を作って、年が明けて初めての診療の際に、患者さんにふるまっています。

「堀口さん、お雑煮ですよ」

Aさんがそう声を掛けると、堀口さんの表情はぱっと明るくなりました。

とろみのある薄味のおだしを掛けたお雑煮を、堀口さんに手渡します。

堀口さんは、お餅をゆっくりと噛み、しばらくモグモグとしてから、ゴクンと飲み込みました。

「いかがですか？」

Aさんが聞くと、堀口さんは笑って言いました。

「これは、餅じゃないよ」

おいしいと言うかと思いきや、またもやダメ出しです。

「そうなんです。これ、とろみ剤を使った、ゼリー状のお餅なんですよ。よくできているでしょう。また今度、お餅を食べられるようにリハビリしましょうね」

Aさんも、笑って堀口さんに声を掛けました。

私は、患者さんが食べられるものを出すことも大切ですが、「食べたいもの」を探すことも同じくらい大切だと考えています。それがご本人の食べたい意欲に直結するからです。

堀口さんは、少しずつ「○○駅の洋食屋のステーキが食べたいなあ」「あの店のうな重も好きだったなあ」などと、どんどん口に出してくれるようになりました。

その期待に応えるのが、私のクリニックの栄養サポートチームです。堀口さんが食べたいと言った料理について、言語聴覚士が口と飲み込みの状態、それに合った食事の形態を管理栄養士に伝えます。その注文を受けた管理栄養士が試作を重ねて、完成したらおいしく食べられるかを評価しています。

とろみ剤を使ったステーキ風味の嚥下食や、うなぎ風味のかば焼きムース丼などを作り、堀口さんに試食をしてもらいました。その味を評価するのも堀口さんのささやかな楽しみになっていたようです。

「今日は、試食はないのか。残念だなあ」

こんな言葉も出るようになりました。

翌月末から、堀口さんは体調が急激に悪化して、気胸のために2カ月入院されました。

そろそろ看取りが近い状態だと病院の主治医から説明を受けましたが、「最期はやはり自宅で」とご本人とご家族の意向が一致。ご自宅での看取りを選択されました。

亡くなる3日前には、堀口さんの大好きだったたこ焼きをご家族で作り、楽しまれたようです。ほんの一口だけしか食べられませんでしたが、

「おいしいなあ……」

としみじみ、つぶやかれたそうです。

最期まで、大好きな「食」の楽しみを忘れずにいた堀口さん。

私たちはご自宅という生活の場に伺う訪問診療の立場として、治療を行うだけでなく、その人らしい暮らしを支えていけるようにと心掛けて、診療にあたっています。

堀口さんは、そのことの大切さを改めて私たちに教えてくれました。

ポイント解説

在宅医療の食支援

患者さんにとっての食事の大切さ

在宅で療養している人にとって、食事はとても大事な習慣です。毎回おいしく食べられればいいのですが、患者さんの体調などが原因で、いろいろな悩みやトラブルが発生することがあります。

私がクリニックを開設してから、ご本人やご家族の方から、食事に関して日々いろいろな相談が寄せられていました。

例えば、ご本人からのお悩みは、このようなものです。

「最近、食べ物やお茶が飲み込みにくくなったよ」

「誤嚥性肺炎になってから、口から食べることを諦めているけれど、また食べられるようになりたい」

「よくむせるようになった」

また、ご家族の方からは、このような心配をよく聞きます。

「母の食欲がなくなって、体重が減ってきたので心配」

「床ずれが治りにくいので、栄養状態が気になります」
「何を食べさせていいのか、よく分かりません……」

こうしたさまざまな困りごとに対して、訪問診療においても、患者さんにできる限りの対応を行っています。

例えば「食べられない」という相談一つとっても、そこにはさまざまな原因が考えられます。心理的な落ち込みによるものかもしれませんし、虫歯や口内炎によるものかもしれません。加齢によって飲み込む力が落ちているのかもしれませんし、胃炎や胃潰瘍によるものかもしれません。ふだん内服している薬の副作用ということもあります。

こうしたことに対して、私たち医師や看護師らは一つひとつ丁寧に診ていき、原因は何か、一時的なものか、そうでないのかを突き止めていきます。

私のクリニックでは2017年6月から管理栄養士を、2018年1月より言語聴覚士を採用して、在宅での食支援を始めました。現在は「栄養サポートチーム」として、患者さんの食生活をチーム体制でフォローしています。

私のクリニックの栄養サポートチームは医師、看護師、管理栄養士、言語聴覚士で構成されているチームです。飲み込みの力の診断から、食べたいものを食べられるようにするための取り組みまで、いろいろな方面からサポートしています。患者さんの栄養状態を評価して、適正な栄養補給を実施して、栄養状態を改善することを目的としています。

食について、医師をはじめとする専門家がどんな役割を果たすのか、ご説明します。

医師は、「嚥下《えんげ》内視鏡検査」を行い、患者さんの様子をチェックします。これは、鼻から細い内視鏡カメラを通した状態で食べ物を食べてもらって、のどの形やたん・唾液の状態、飲み込みの様子を観察するための検査です。なお、検査時間は10分ほどで、比較的痛みや苦しさのない検査なので、ご安心ください。

管理栄養士は、いわば栄養のプロフェッショナルです。栄養バランスや食べ物のやわらかさ、とろみづけなど、患者さんに合った食事の相談やアドバイスをします。そして患者さん本人や家族の「食べたい」「食べさせてあげたい」を叶えるためのお手伝いをしています。

言語聴覚士は、「ことばのプロフェッショナル」というイメージが強いのですが、食べることや飲み込みについての支援も行う人たちです。どうしたら口から食べることができるのか、食べる能力のどこに問題があるのかを見て、具体的な食べ物の形や食べ方などを指導します。これを「摂食嚥下機能訓練」といい、食べ物を飲み込むために必要な機能を鍛えるためのリハビリをします。また、安全に食事できるように、食事の姿勢や食事の介助の仕方も指導します。

私のクリニックは、栄養サポートチームの活動を始めてから多くの患者さんやご家族の喜びの声をいただいており、ニーズの高さを実感しています。

もともとは病院で始まったチームですが、在宅の場ではまだ数が少ないのが現状です。日本でもこれからますますの広がりを期待しています。

「嚥下障害」への家族の対処法

自宅での患者さんの食事について、とても多い悩みの一つが嚥下障害です。

嚥下障害は、食事のたびにむせるようになったり、のどに詰まったり、飲み込みにくくなった状態のことです。「嚥下」とは、口の中でかみ砕いた食べ物をゴクンと飲み込み、胃へと送り込むこと。すなわち嚥下障害とは、食べ物を口に入れ、飲みくだすまでの間のどこかに障害が生じているということです。

嚥下障害は、飲み込む力が衰えてきた高齢者に特に多い症状です。家庭で、高齢者が亡くなる原因の一つに、嚥下障害のために詰まった食べ物を吐き出せなかったことによる窒息があります。

また、食べ物が食道ではなく気管に入ることを「誤嚥《ごえん》」といいますが、これも嚥下障害の一つです。誤嚥が原因で食べ物や口の中の細菌が気管や肺に入ると、誤嚥性肺炎を引き起こして命に関わることもあります。

それ以外にも、嚥下障害はいろいろな弊害を引き起こします。例えば、むせるのを防ぐために飲み物を摂らず脱水症状に陥ったり、飲み込みやすいものばかりを選んで食べるようになったりして、栄養バランスが悪くなって体調を崩すこともあります。

嚥下障害の原因は、年を取って筋力が弱ってくるためですが、それ以外にも原因はあります。①脳卒中や脳腫瘍といった脳の障害、パーキンソン病、筋萎縮性側索硬化症などの神経難病の進行によって飲み込むための筋肉や神経が働きにくくなっている（機能的原因）、②口の中やのど、食道が炎症や腫瘍で通りにくくなっている（器質的原因）、③うつ病や認知症、心身症などによって食欲が湧きづらくなり、食べ物に興味を示さない（心理的原因）――の主に3つがあります。

嚥下障害への対応について、ご家族にできることをまとめました。

①医師に相談する

患者さんに次のような様子が見られる場合は、かかりつけ医に相談して治療または対応を教えてもらいましょう。

筋力が低下している患者さんには、飲み込む力のリハビリも検討されます。

- 食事中に何度もむせている
- 以前は大丈夫だったのに、汁気のあるものを食べると時々むせるようになった
- 食べ物がのどに詰まる感覚がある感じがする
- 食事中や食後によく咳が出ている
- いつまでも口の中に食べ物があって飲み込めていない
- 食事に時間がかかるようになった
- パサパサしていてむせやすい食べ物（ゆでたまご、いも類など）を避けるようになった

②食べ物の硬さや形を変える

医師や栄養士に相談したうえで、飲み込みやすいように食べ物の硬さや形、一口の量を工夫します。例えばパサパサするものには、片栗粉や、ドラッグストアなどで売っている「とろみ剤」を使ってとろみをつけます。肉などの嚙みきりにくいものは細かく切ったり、肉の種類や部位を変えたり食材の硬さを統一したりします。食具（スプーンなど）の大きさを変えて一口に入る量を調節することもあります。

家庭で食事の準備が難しいようであれば、介護サービスや市販の介護食を利用するなどの方法を検討します。

③食べる姿勢に気をつける

正しい姿勢で座ることが、誤嚥を防ぐことにつながります。

前かがみになるように、背もたれのあるいすに深く腰掛け、かかとはしっかりと床に付けます。あごは引いて、テーブルが高くなり過ぎないように調整します。座って食べられる患者さんはぜひ参考にしてください。

ベッドの上で食べる患者さんは、介護用ベッドの角度を30～60度にして、飲み込みやすい態勢にします。

④口の中のケアをする

嚥下障害になると、食べ物がうまく飲み込めなくなるので、食べかすが口の中に残って細菌が繁殖しやすくなります。口内炎や口臭の原因になるだけでなく、誤嚥したときに細菌が気管や肺に入り込んで誤嚥性肺炎になりやすかったり、歯周病になって全身のトラブルを引き起こしやすくなったりします。

食事の前にうがいをするほか、食後に歯みがきをしたり口腔用ジェルやスプレーを使って汚れを落としたりして、口の中をきれいにしておきましょう。

患者さんに合わせたケアの方法を、医師や看護師に聞いてみてください。

嚥下食用のレシピ

先ほどは堀口さんのケースとしてストーリーを紹介しましたが、私のクリニックでは多くの患者さんに対して、オーダーメイドの食支援を行っています。

座る姿勢

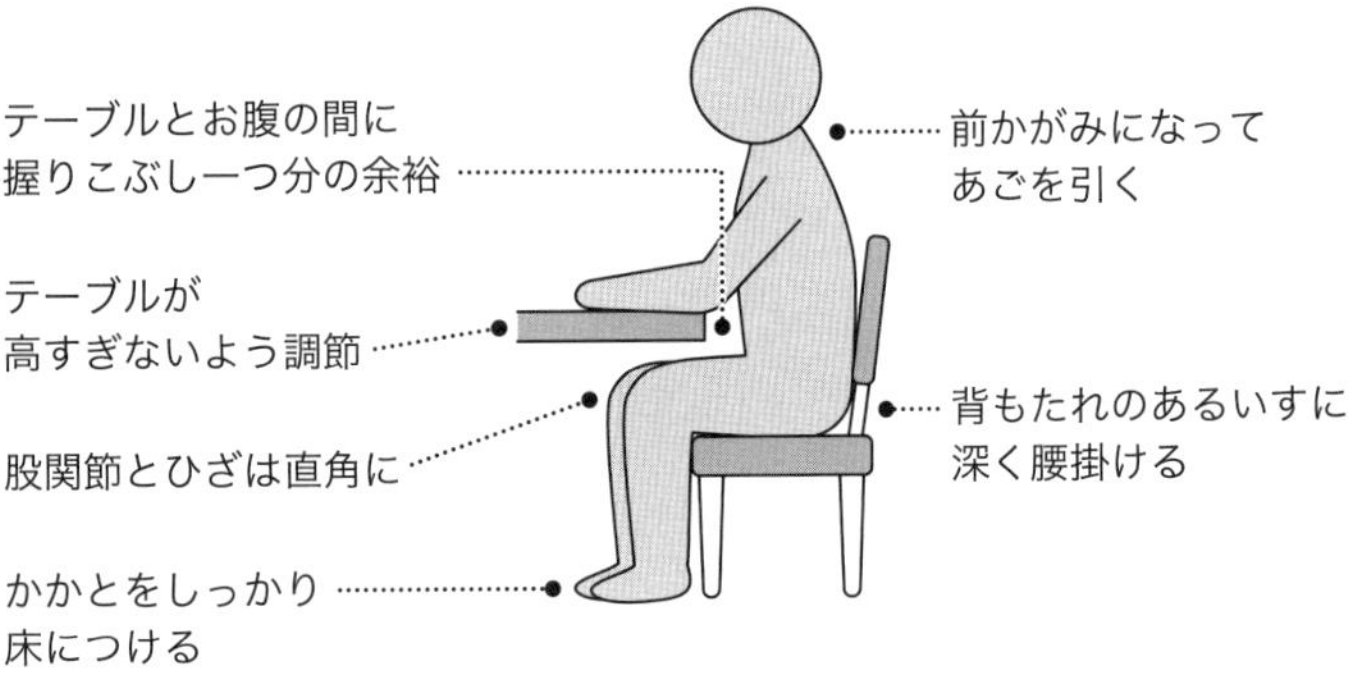
テーブルとお腹の間に
握りこぶし一つ分の余裕
テーブルが
高すぎないよう調節
股関節とひざは直角に
かかとをしっかり
床につける
前かがみになって
あごを引く
背もたれのあるいすに
深く腰掛ける

ベッドでの姿勢

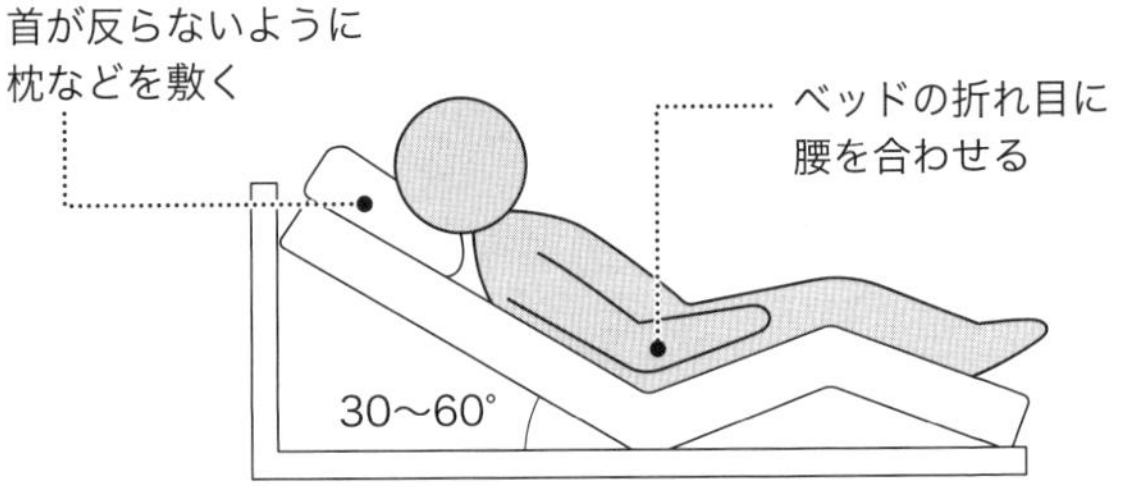
首が反らないように
枕などを敷く
ベッドの折れ目に
腰を合わせる
30〜60°

ベッドの角度は、全介助〜一部介助〜自力摂取の状態や
飲み込みの状態によって調節する

例えば、ある患者さんは、ピザがお好きだというので、特製のピザを作ることになりました。ただ、パン生地はパサパサしていて飲み込みにくいため、嚥下障害を持つ患者さんは避けたほうがいい食材です。代わりにほかの材料を使うことになりました。

試行錯誤の末に、考えたのはマッシュポテトです。硬めにしたマッシュポテトを土台にして、トマトソースを付けて、飲み込みやすく一口大に切って提供したところ、なかなか好評でした。

また別の患者さんは、栄養指導を始めたときから「自宅でホットケーキを焼きたい！」と楽しみにされていました。そこで管理栄養士が食の細い患者さん用に、たんぱく質を添加した栄養価の高いパンケーキミックスを作りました。

焼き上がったときは「家で料理するのなんか、もう10年ぶりかな。楽しい！」と最高の笑顔を見せてくれたそうです。患者さんやご家族にとっては、思い出に残る大切なパンケーキになりました。

堀口さんのように、「思い出の味」を再現することもあります。「あのお店の巻き寿司が食べたい！」と言う患者さんに、そのお店のレシピを聞き出し、実際に作ってみたこともあります。巻き寿司は、飲み込む機能が低くなってきた人にとって、食べるのが難しい食品です。

しかしなんとかして食べさせてあげたいという管理栄養士が、飲み込みやすい食材や形状を工夫し、かつ万が一のために吸引機を準備した状態で、食べていただきました。感想は「昔と味が違うな……」とのことで少々残念な結果でしたが、患者さんの食べる意欲を高めることができたと感じています。

ここでは、食べやすく飲み込みやすい嚥下食用のレシピを紹介します。

①お雑煮

ストーリーでも登場したお雑煮です。詰まらせる心配もなく、お餅のような感覚で食べられて、ご家族でお正月気分を味わえます。

(材料)

上新粉18グラム、白玉粉18グラム、水112グラム、スベカラーゼ（酵素入りのゼリー食の素）3グラム

お雑煮回診

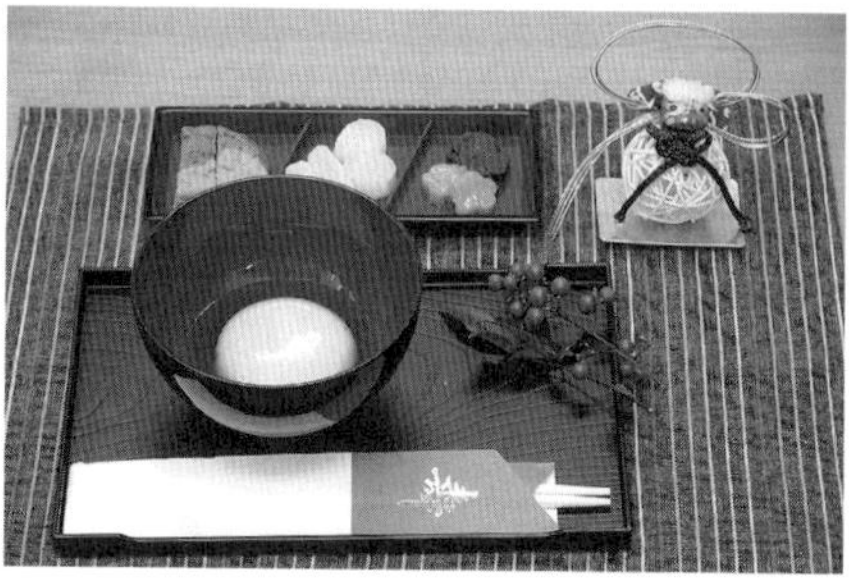

（作り方）

①白玉粉の重さを計り、ボウルに入れる。
②白玉粉に水を少しずつ加えて溶かす。
③②が溶けたら、上新粉とスベカラーゼを入れて混ぜる。
④③をレンジで加熱しながら30秒〜1分ごとに取り出し、そのつど混ぜる。一度固くなりますが、その後サラサラになったら容器に移して冷ます。
⑤固まったものを皿に移し、とろみをつけただしをかけて食べる。

②果物のコンポート

コンポートは、フルーツのシロップで煮たデザートです。レンジで簡単にできる上に、冷凍保存もできるのでおすすめです。

(材料)

お好みのフルーツ1個（りんご、梨、柿など）、砂糖大さじ3杯（果物の甘味に合わせて調整してください）、水大さじ1杯、レモン汁小さじ1杯

(作り方)

①フルーツは皮をむき、種があるものは取り、スライスもしくは角切りに食べやすく切る。

②ラップをして、レンジ（600w）で5分間温める。硬かったら10秒ごとに追加で温める。

③ラップをしたまま冷ましてできあがり。

③柿のミルクプリン

ミキサーで混ぜるだけで簡単にできる柿のミルクプリンです。柿の渋みと、牛乳の化学反応によって自然ととろみがつきます。

（材料）

柿2個（200～250グラム）、牛乳150グラム（甘柿や完熟柿を使う場合は半分に減らす）、はちみつ大さじ1～2杯

（作り方）

①ミキサーに皮と種を取った柿、牛乳、はちみつを入れて約30秒間混ぜる（低脂肪乳を使う場合は3分以上）。

②どろっとしてきたら器に移す。

③冷蔵庫で1時間冷やす。

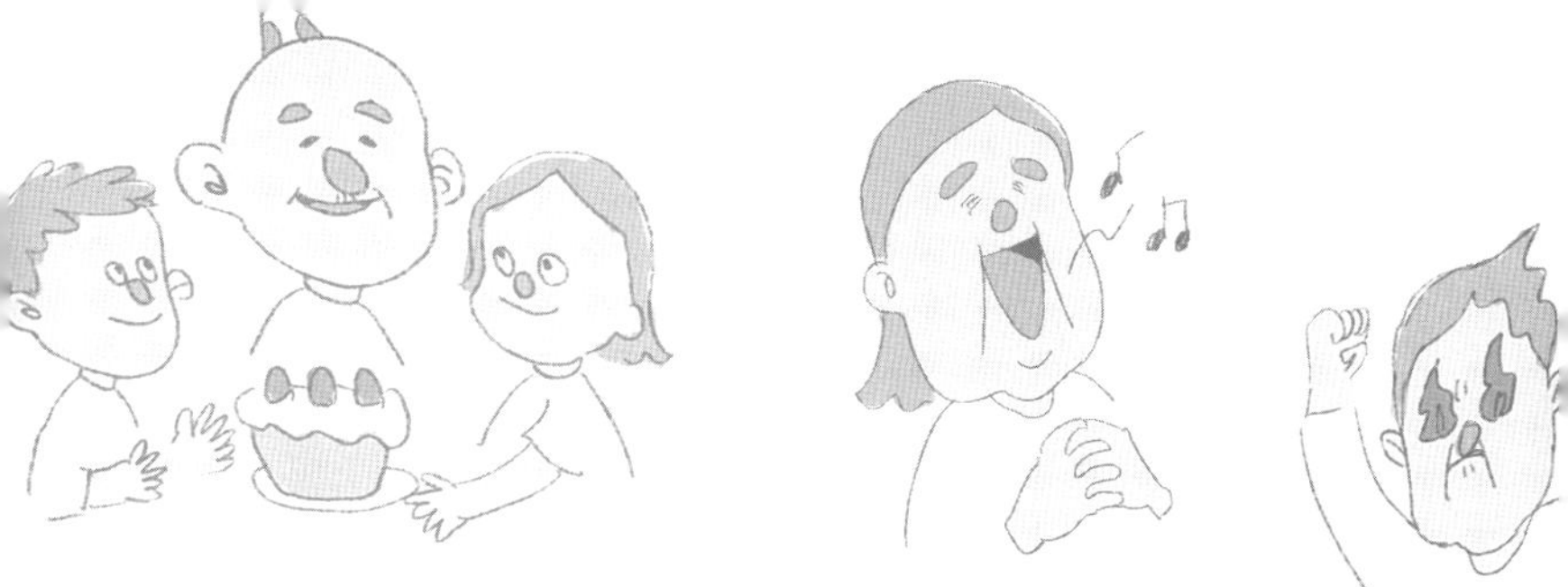

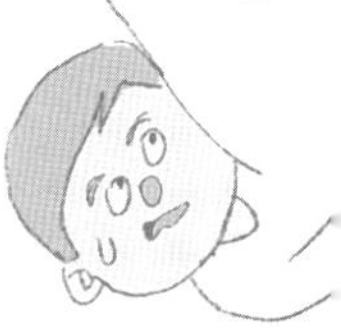

STORY 4

点滴は、イヤ！

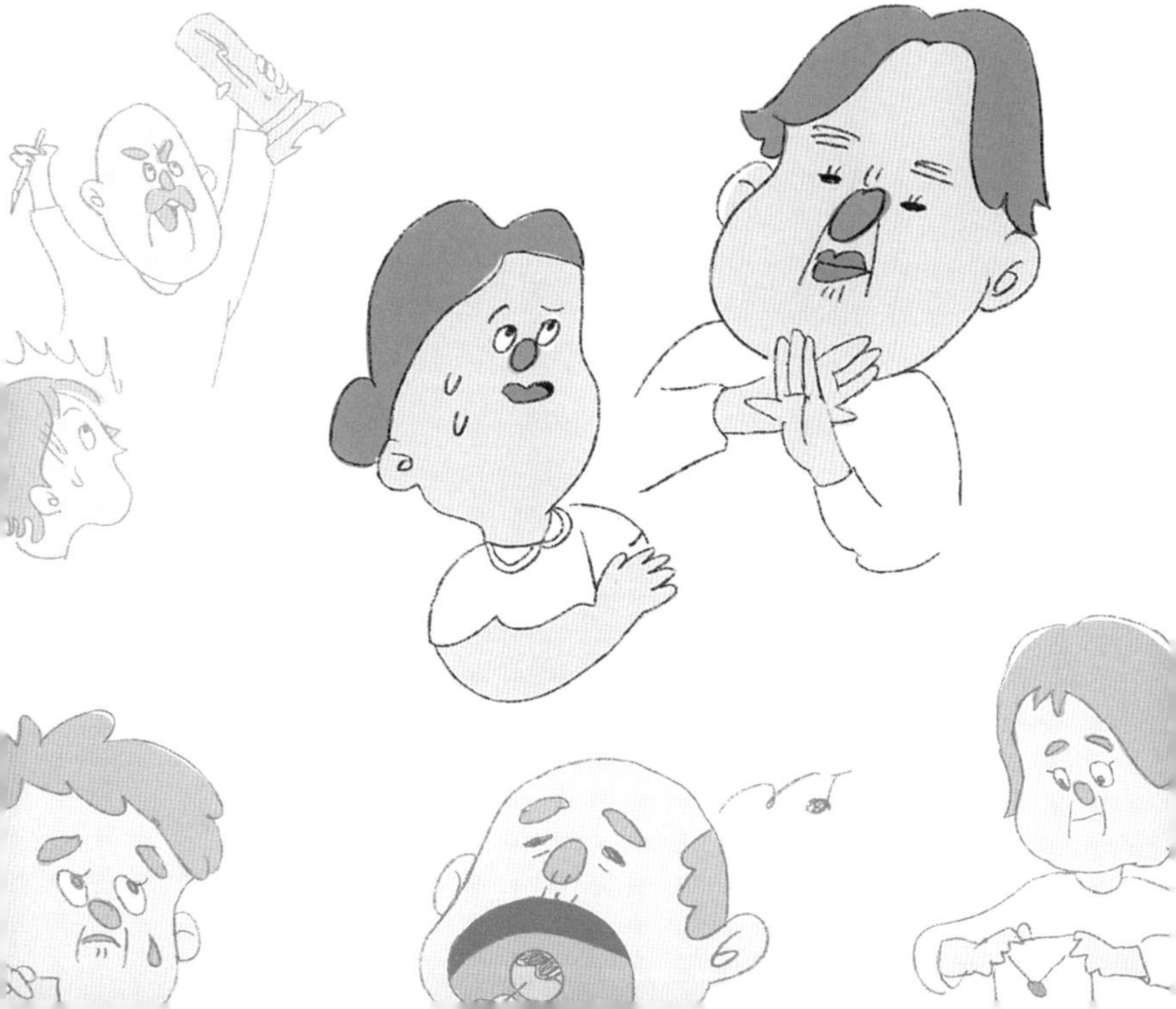

どのような最期を迎えたいのかは、患者さんによってさまざまです。

もし親が、あなたの意思に反して「治療はしないでほしい」と言ったとき、あなたはどうするでしょうか。

私がクリニックを開設して間もない時期に看取りを担当した、藤沢さんのエピソードを紹介したいと思います。

藤沢さんは、92歳の誕生日を迎えてしばらくしてから、ご自身で在宅医療を選択されました。認知症などの症状はなく、最近食が細くなってだんだん食べられなくなってきたのをきっかけに、もう通院を止めて、家に診察に来てほしいというご依頼でした。

ご家族は、60代の娘さんと、その旦那さん、30代のお孫さんが一緒に住んでいました。藤沢さんのご主人はずいぶん昔に亡くなられているため、娘さんが結婚したあとは、しばらく実家にお一人で暮らしていたそうです。その後、藤沢さんの体調が思わしくなくなったタイミングで、同居を再開されました。

初診で初めて藤沢さんとお会いしたときに、ご本人にきっぱりと、こう言われたことを覚えています。

「つらかったり、しんどかったりするのは嫌。自然に送ってほしいです」

藤沢さんは過去、乳がんや糖尿病の苦しい治療を乗り越えてきました。そのときの経験と、年齢的なこともあり、積極的な治療はしないという決意は固いようでした。

ただ、娘さんとしては、なんとか手を尽くして、少しでも長生きしてほしいという気持ちがことのほか強かったようです。

「父を早くに亡くしていろいろ大変ななかで、私を懸命に育ててくれた母なので、できることはしてあげたいんです。先生、お願いします」

ご本人とご家族で、治療方針の希望が違うのはよくあることです。

終末期を迎えると、患者さんの意識がはっきりせず話せない状態であることも多いのですが、藤沢さんは幸い、意識がとてもしっかりされていました。今後、ご本人とご家族でどのように治療方針の着地点を見いだすかが課題になりました。

藤沢さんが特にはっきりと私たちに伝えていたのが、点滴の拒否でした。

「苦しさを取り除く治療だけはしてほしいけれど、点滴は痛いし、つながっているのが嫌。家に帰ってまで、点滴したくはありません」

患者さんによっては、点滴に対して大変なストレスを感じる方がいます。針の痛みを感じるだけでなく、点滴の管が長時間つくことで、動きが大幅に制限されるためです。藤沢さんも、これまでの長い療養生活のなかで、点滴はどうしてもやりたくないという思いが募っていたようでした。

点滴さえすればとりあえず大丈夫だと思う方も多いのですが、決してそんなことはありません。点滴は主に口から飲食ができなくなった患者さんの脱水を防ぐために行われるもので、その目的は水分補給です。一般の方が想像する、腕の血管から行う点滴の中身は大部分が水分であり、それにナトリウムやカリウムといった電解質やブドウ糖が少量含まれています。それ自体に病気を治すような薬の成分は入っていません。しかし、なんとなく点滴をしたほうが治るような気がしてしまうのは、昔から信じられている日本人の先入観だといえるのかもしれません。

「分かりました。つらい痛みや、苦しさを取る治療を中心にしましょう」

私は藤沢さんにそうお伝えしました。

それからしばらくして藤沢さんは、食べ物はもちろんのこと、水分もほとんど口に入れることができなくなりました。看取りが近づいてきているのです。

ご家族は、何もできない焦りと、ただ見ているしかないつらさを感じていました。

「このまま何もできず見ているのはつらいです」

「ぜひ母に点滴をしてあげてください」

現在の私であれば、また違った対応をするのですが、そのときの私はまだ若く、経験もさほどありませんでした。ご家族がこれほど言われるのだから、患者さんのために何とかしてあげたいという思いにかられたのです。実際、過去には、かつて点滴嫌いだったけれど一度点滴をしてみたら楽になり、その後は点滴を希望するようになった患者さんもいたことを思いだしました。

そのため、藤沢さんに「一度だけでも点滴をしてみませんか？」と提案しました。

ご家族からも何度も言われていたのでしょう、藤沢さんは根負けしたように、

「分かりました」

と静かにおっしゃいました。

こうして、たった1回、3時間ほど点滴をさせていただいたのですが、藤沢さんにとっては、いやな経験であることに変わりはなかったようです。

翌日、診療に伺ったとき、はっきりと言われました。

「痛いだけだから、もうこれっきり、しないでください」

非常に胸がしめつけられる一言でした。良かれと思ってやったことが、かえって藤沢さんを苦しめているだけだったのです。

この経験から、今日に至るまで残された時間が限られている終末期の患者さんが点滴を望まれなかったときには、点滴の処置を控えるようになりました。

結局、藤沢さんには、これが最初で最後の点滴になりました。


ご家族には私から、改めて藤沢さんの意思をご説明しました。

「ご本人には、点滴はとてもつらいもののようです。看取りが近づいている今、ご本人が希望していない治療をするよりも、そばで一緒に大切な時間を過ごして、一日一日を楽しみながら穏やかに見守ることのほうが大切ではないでしょうか。声を掛けたり、体に触れたりして、落ちついた雰囲気で過ごせるようにしてみてください」

僭越ながら、そのようなお話をさせていただきました。

「そうですね……。それが母の決めた生き方なのですから、尊重したいと思います」

娘さんも、藤沢さんの意志の強さを知り、このまま静かに見送ろうと決意されたようです。

こうしてその後、藤沢さんには積極的な治療は行わず、できるだけ安楽に過ごせるように、倦怠感や痛みを取ることに専念して、様子を見守りました。

その後およそ半月間、娘さんは介護休業を取り、藤沢さんのそばでずっと見守っていました。最期の5日間は、ずっと寝ている状態になっていました。

そして5日後の深夜、藤沢さんは静かに息を引き取りました。

藤沢さんは、ご自身の気持ちを積極的に周りに打ち明ける方ではありませんでしたが、看取りが近くなってから、娘さんに一言「ありがとう」と言っていたそうです。

痛みがないように、そのまま見送ってほしい——藤沢さんの希望を、ご家族が叶えてくれたことへの感謝の気持ちではないかと、娘さんは感じたようです。

「母の性格もあって、私たちはあまり会話がはずむような母子関係ではなかったんです。ただ、最期の日々は母との思い出の詰まった家でゆっくりと、穏やかな時間が過ごせました。あんなに母に触れ合ったのも、子どものとき以来で本当に久しぶりでした。何もできないと無力感もありましたが、あの時間が過ごせただけでも、よかったと思っています」

ポイント解説

在宅医療で家族ができること

治療方針はよく話し合って

藤沢さんのように、何も口にできなくなった状態の患者さんの様子を見て、

「点滴くらいはしてあげてください」

とご家族が言われることは多くあります。

ただ、点滴をすることでご本人が楽になるかというと、必ずしもそうではありません。主に脱水を防ぐために行うものなので、患者さんの状態によってはかえって痛みや不自由な思いなど、苦痛を感じさせてしまうこともあります。水分がたくさん入ることでたんや唾液などの分泌物が増えたり、むくみが強くなったりすることもあります。

そのため、もしご本人の意思が確認できない状態なら、ご家族には「ご本人が少しでも苦痛を感じておられるようでしたら、無理にすると逆効果になる可能性があります」と必ずお伝えし

ています。

なお、私のクリニックは看取りが近づいている患者さんのおよそ3分の1は、点滴はしていません。

こうした点滴をはじめとする医療処置は、とりあえずやることで体が楽になり、改善するイメージをお持ちの方もおられるかもしれませんが、実際にやってみると「やらないほうが楽だ」と言う患者さんも多数いらっしゃいます。

私たちのほうから「する」「しない」を押し付けることはできませんので、医療処置のメリットとデメリットを両方お伝えして、よく考えたうえで「する」「しない」の選択をしていただいています。

ただし、残されたご家族が看取りのあとで「何もできなかった」といった後悔の念を決して抱くことがないよう、配慮してご説明するように心掛けています。

治療方針の決断は、ご本人、そしてご家族の役割です。ご本人の容態が変化し、判断や意思表示が難しくなってきた場合は、ご家族が決断しなければいけないことがあります。その際は、ご家族でよく話し合って決断していただきたいと思います。

ご家族同士で意見が食い違ったり、普段は離れて暮らしているきょうだいや親戚が突然やってきて「入院させるべきだ」と正反対のことを言いだしたりと、想定外のトラブルが起こることもあります。そうならないように、家族間で意見をとりまとめる代表者を前もって決めておくと、無用なトラブルを防ぐことができます。

なお、治療や看取りについて、ご本人やご家族の希望が変わることはよくあります。例えば患者さんの容態が安定してきたので「訪問看護の頻度を減らしても大丈夫そうだ」といったことや、反対に体調が落ちつかず「本人がやはり入院させてほしいと言っている」といった変更点が出てくるかもしれません。まったく問題ありませんので、遠慮せずに担当医に伝えてください。

家族は「良い加減」を心掛ける

在宅での療養は病院とは違い、医師や看護師が常にそばにいるわけではありません。

そのため、「病院並みのケアをしなければいけないのでは……」とプレッシャーに感じて在宅での療養を諦めてしまったり、逆に頑張り過ぎてしまったりするご家族もいらっしゃいます。

しかし、ぜひ知っておいていただきたいのは、ご自宅は医療現場ではなく、あくまでも生活の場だということです。在宅での療養には、安心して自分たちの好きなように生活できるという大きなメリットがあります。そのメリットを享受しつつ、医療や介護サービスを必要な範囲で自宅に持ち込んで、患者さんに安心して快適に過ごしてもらおう——と考えると、患者さんもご家族も気持ちが楽になるのではないかと思います。

在宅だからといって、家族がすべてを担わなければいけないわけではありません。いろいろな考えがありますので一概には言えませんが、もしも自分の気持ちを犠牲にしてまで「母をずっと見なくてはいけないから、仕事を辞めなければ」「父一人だと不安だから、同居しなければ」などと思っている方がいたら、少し考え直してみてはいかがでしょうか。

介護は、いつまで続くのかはっきりとは分からない、ゴールの見えないマラソンのようなものです。家族が倒れてしまったり、精神的に疲れ切ってしまったりしては意味がありません。医療・介護関係者の手をたくさん借りながら、途中で息切れしないように、長いマラソンを走り抜くつもりでいたほうがいいのではないかと思います。

そもそも介護保険制度は、「介護は家族だけでなく社会全体で行っていこう」という考えのもとで生まれた制度です。多様なサービスを利用して、さまざまな専門家とつながりを持ち、

「自分のできる範囲で適度にやっていこう」という意識でいるほうが、患者さんにもご家族にもメリットが大きいのではないでしょうか。

私がこれまで多くの患者さんを看取ってきた経験からですが、ご家族の皆さんが「良い加減（よいかげん）」に構えているほうが、うまくいっているケースが多いように思います。

私のクリニックでも、お仕事を続けながら介護している方はもちろん、普段は別居していて週末や連休の空いた時間に駆けつける「遠距離介護」の方もいらっしゃいます。ご家族の手をほとんど借りず、要介護状態でも独居で過ごしている患者さんも増えてきました。例えば、ご家族が日中不在でも、患者さんは訪問診療を2週に1回、訪問看護を1日1回、訪問介護を1日3回で頼み、日中の食事の準備やおむつの交換などはすべてヘルパーさんなどにお願いしているというご家庭もあります。

最低限ご家族の方にやっていただきたいのは、患者さんと日々接するなかで、様子をよく観察することです。もし「いつもと違うな」ということがあれば、ぜひ在宅医や看護師に伝えてください。最近食欲が落ちているとか、咳き込むことが多くなってきたなど、体調のささいな変化に気づけるのは、やはりご家族の方だからこそです。

レスパイト・ケアで息抜きをする

介護を懸命にし続けて、孤立感におそわれる方もいます。そんなときは、私たち専門家に、ご自身の率直な気持ちを語ってみてください。そして、自分の時間を必ず作るようにしましょう。

「レスパイト・ケア」という言葉を聞いたことはあるでしょうか。レスパイトとは「休息」という意味で、在宅で介護をしているご家族が、患者さんが介護サービスを利用している間、一時的に介護から解放されて休息を取れるようにする支援サービスのことです。

レスパイト・ケアには、通所介護（デイサービス）や、施設への短期入所（ショートステイ）などがあります。かつては家族の病気やけが、冠婚葬祭などの「やむを得ない用事」の際に利用されていましたが、最近では介護者の介護疲れの予防や、リフレッシュのためにも利用されるようになっています。後ろめたさを感じることなく、うまくレスパイト・ケアを取り入れて、ご家族の自由時間を確保してください。

また、いざというときの相談先として、地域包括支援センターやケアマネジャー、社会福祉協議会、介護相談員などもリストアップしておきましょう。もちろん、私たち訪問診療のスタッフに相談していただいても構いません。

介護に関わる人たちが集まって、お互いの介護の悩みを話し合う交流の場を設けているところもあります。地域包括支援センターや自治体の窓口などに問い合わせて、教えてもらいましょう。

息抜きも忘れずに、無理のない範囲で介護生活を送ってください。

仕事と介護の両立をするには

最近では、仕事と介護の両立を支援する制度が整ってきています。

２０１７年に「介護休業法」が改正されたことで、事業主は家族の介護をしている人に対して、両立を支援する措置を講じる義務が生じました。短時間勤務やフレックスタイム制、時間外労働の制限、深夜勤務の制限などを行う企業も増えています。

政府は「介護離職ゼロ」に向けていろいろな施策を打ちだしているので、今後もさらに整備され、こうした制度がますます利用しやすくなることが予想されます。

■介護休業

常に介護が必要な家族（父母、義父母、祖父母、配偶者、子など）を介護するために、まとまった休みを会社からもらう制度です。家族1人につき3回、通算93日間まで取得できます。

次の条件を満たしている必要がありますが、会社の労使協定によって条件が異なるので、必ず勤務先に確認してください。

- 雇用保険の被保険者
- 家族の常時介護（歩行・排泄、食事などの日常生活を支えること）のため2週間以上の休業が必要
- 1年以上勤務している

■介護休暇

介護が必要な家族1人に対して、1年間で5日まで休みをもらえます（2人以上の場合は10日まで）。半日単位の取得も可能です。半年以上勤務していると利用できます（勤務先に要確認）。

■介護休業給付金

介護休業を取得した人に、一定の条件を満たせば最長3カ月間にわたり「介護休業給付金」が雇用保険から支給されます。家族の介護で会社を休んだことによって給料が大幅に下がった、または支給されなかったときに給付金を受け取ることができます。

給付の申請は、介護休業が終わってから行います。給付額は「賃金（休業開始時の日額）×支給日数×67％」で計算します。

例えば月給20万円の人が3カ月間休業したら、約40万2０００円もらえる計算になります。

なお、介護休業とは違い、「同居していない祖父母や兄弟姉妹、孫」は対象になりません。

次の条件を満たすことで支給されます。

- 65歳未満の雇用保険の一般被保険者
- 2週間以上にわたり常時介護が必要であると認められる家族のための休業であること
- 介護休業期間中、１カ月に働いた日数10日以下であること
- 介護休業期間中、休業前の賃金の8割以上が支払われていないこと
- 事前に介護休業を申し出て、会社側の了承をもらっていること

介護休業給付の流れ

条　件

2週間以上、常時介護を必要とする家族を
介護するための休業

対象となる家族

・本人の配偶者　・義父母
・父母　・兄弟姉妹
・子　・孫

介護休業開始

↓

3カ月（3回まで可能）以内に介護休業終了

↓

事業主からハローワークへ受給資格確認申請と支給申請
（分割の場合はそのつど申請する）

↓

支給が決定
決定日から約1週間後に指定金融機関に振り込まれる

■会社の福利厚生

社員のための福利厚生事業で、介護支援メニューを用意している会社もあります。知らない人も多いのですが、現金補助やホームヘルパー、おむつ代の補助などが受けられるので、ぜひチェックしてみてください。

在宅で家族が行う医療的ケア

自宅で療養中の患者さんに対して、ご家族が点滴の管理や床ずれのケア、たんの吸引など、医療的な処置を行うことがあります。

「自分にできるだろうか」などと不安になる方もいると思いますが、ご家族にお願いする処置の多くのものは比較的簡単なものですし、最初は医師や看護師が指導しますので心配いりません。難しい場合は医師や看護師、ヘルパーさんに代わってもらうこともできますので、できる範囲で手伝おうという気持ちで大丈夫です。詳しいケアの仕方は患者さんによって異なりますので、医師や看護師の説明に従ってください。

■点滴の管理

セットされた点滴を見守り、終わったら診療所や訪問看護ステーションに連絡するか、医師の指示に従って点滴の針を抜くなどの処置をします。

■痛みの管理

医師や看護師が行いますが、ご家族にも協力をお願いすることがあります。

使用している痛み止めや、痛みが強いときに使う頓服薬を、1日何回、何時に使うのかをチェックしておきます。頓服薬は、投与できる時間の間隔が決まっているので、使用した日時を書き留めておきましょう。また、平日のうちに痛み止めの薬が十分にあるか確認し、ない場合は処方してもらいます。

■在宅酸素療法

部屋に「酸素濃縮器」という機械を置いて、濃縮した酸素を吸入するのが在宅酸素療法です。慢性の呼吸器不全がある患者さんが使用すると、息切れや動悸などが改善します。外出するときのための携帯用酸素ボンベもあります。

酸素量の指示は主治医が行います。チューブが折れたり、管（カニューレ）が汚れていたりしないかなど、確認しましょう。

なお、酸素は燃焼を助ける性質があるため、半径2メートル以内は火気厳禁です。過去にはたばこやガスコンロ、ストーブ、仏壇のお線香やロウソクなどが原因で火事が発生しています。絶対に火気を近づけないようにしましょう。

■たんの吸引

自力でたんや唾液を取り除けない患者さんに対して、吸引器を使って外に出してあげます。専用の吸引器に吸引用のカテーテルをつないで電源を入れます。吸引カテーテルを患者さんの口の中や鼻、気管に入れて、たんなどを取り除きます。

■胃ろう（経管栄養）

胃ろうは、口から食べられなくなった患者さんのために、おなかに穴をあけて、胃に直接必要な栄養や薬を流し込む方法です。

栄養剤はさまざまな種類、形態があり各々に投与方法や時間が決まっているので主治医に

酸素濃縮器

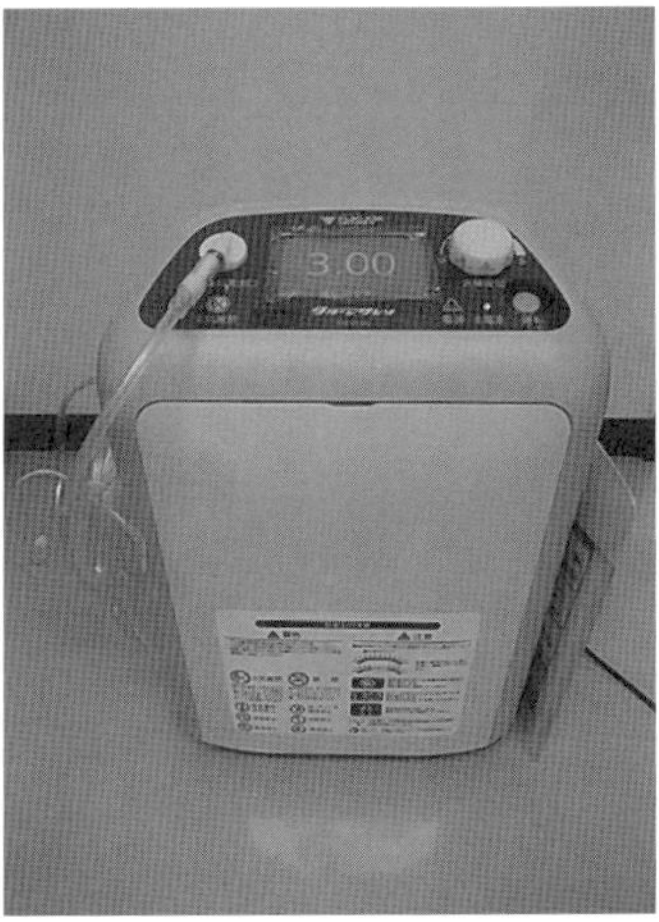

たんの吸引器

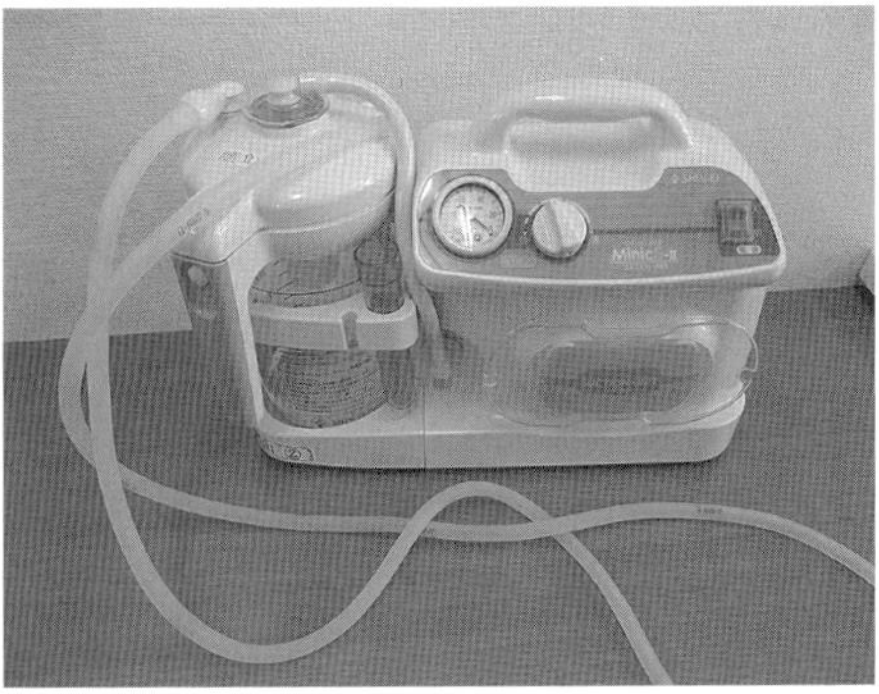

確認しましょう。流し込むときは、食事のときのように上半身を起こしてあげてから流し込みます。

■床ずれのケア

長期間寝たきりになっていると、マットや布団と接触する部分の皮膚が圧迫され続けて血流が悪くなり、おしりや肩甲骨、かかとなどに床ずれができることがあります。

ひどくなると、ただれたり潰瘍になったりするので、体の一部が圧迫され続けないように、患者さんの体に合ったマットレスを使用したり、たびたび体の向きを変えることが大切です。

床ずれができてしまった場合は、医師や看護師の指示に従って、外用薬を塗ったり、フィルム状の「ドレッシング材」を貼ったりして傷口を保護します。

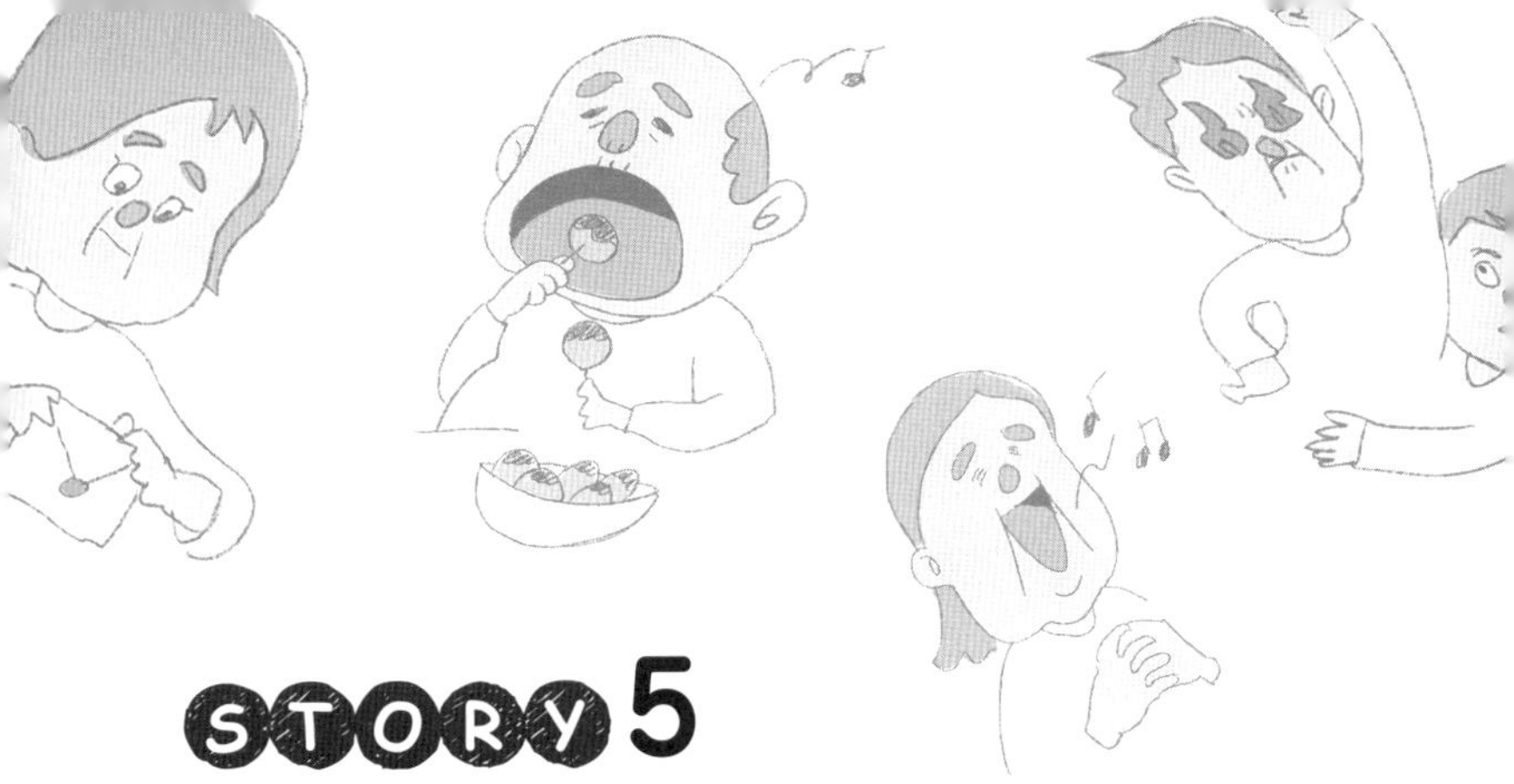

STORY 5

病院の“問題児”は、家では“優等生”!?

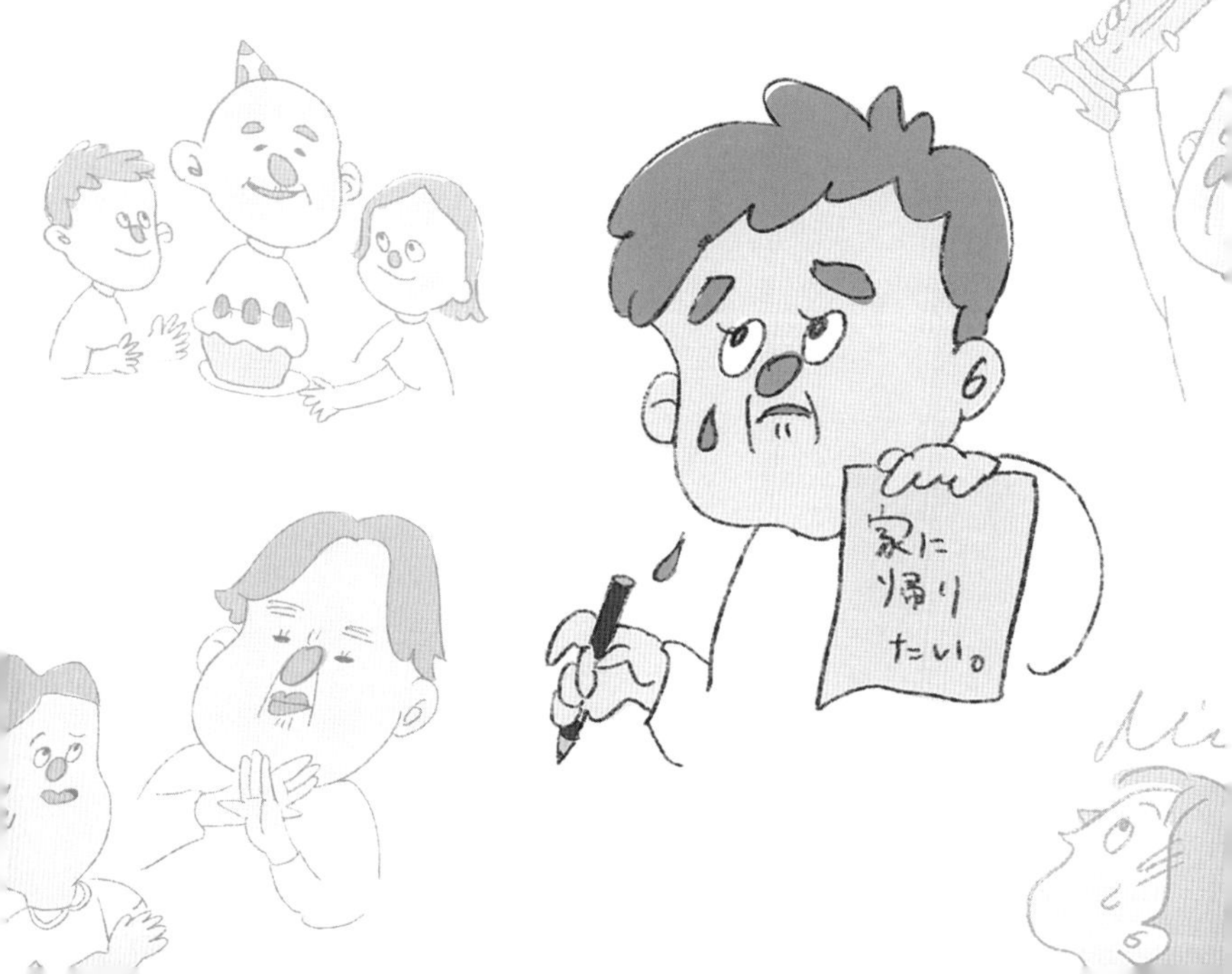

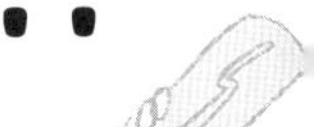

病院とどうしても治療方針が合わず、在宅医療へと切り替える方もいます。

「主治医の先生が治療してくれん。もう、病院にはおりとうない」

奥川さんは、急きょ私たちのところで訪問診療を始めることになった患者さんです。がんの治療で病院に長期入院中でしたが、主治医と意見が対立して、途中で自宅に帰って来てしまったそうです。

ケアマネジャーの紹介で初めて奥川さんにお会いしたとき、ご本人よりも、旦那さんのほうが怒り心頭でした。

「病院とけんかして、無理やり帰って来たんです。妻がとても痛がっているのに、ちゃんと痛み止めを出すこともしない。これでは入院していた意味がありません。もう病院には戻れないですけど、戻る気もありません。妻に、きちんと痛みを取る治療をしてあげてください」

一方で、病院側にもこれまでの経緯を聞いたのですが、こちらは困り果てた様子でした。

「入院中の治療に使う鎮痛剤の量で、納得していただけませんでした。夫婦そろって話を聞いてくれず、怒って自主退院されたんです。こうなったらうちではもうできることはありませんから、在宅でどうかよろしくお願いします」

病院とトラブルを起こして自主退院というと、相当な頑固者や、融通がきかない人を想像するかもしれません。しかし、話を聞く限りでは、奥川さんも旦那さんも、いわゆるクレーマーという印象ではなく、ごく普通の常識的な方々でした。

それが、どうしてここまでこじれてしまったのでしょうか。

双方から聞いた話を元に、少しさかのぼって経緯を振り返ってみたいと思います。

もともと慢性閉塞性肺疾患で通院治療を続けていた奥川さんは2013年の冬、大腸がんを告知され、病院で大がかりな手術を受けました。

手術から1年後、今度は心筋梗塞を発症。手術は無事に終わりましたが、心臓に加え、呼吸機能も弱ってしまったため医師からはそのままさらに入院を続けて心臓のリハビリを行うことをすすめられました。しかし、奥川さんは長期入院によるストレスを抱えており、退院を希望しました。

長期入院となると、治療自体のストレスだけでなく、日々何かと行動の制限がかかることで大きなストレスを感じる患者さんがいます。自由に動き回れない生活、同室の患者さんたちへの気遣い、周囲のあわただしい雰囲気、病院スタッフとのコミュニケーションなど、いろいろなストレス要因が重なり、奥川さんはすっかり参ってしまったのです。

こうして退院した奥川さんですが、しばらくは体調もよく、平穏な生活を送っていました。

しかし、２０１５年が明けてから、今度は肺炎をくり返すようになりました。

主治医からは入院を促されましたが、できるだけ入院はしたくないとの希望で、奥川さんは毎回介護タクシーを利用して、かかりつけの病院まで通院していました。

２０１５年の夏、奥川さんは自宅で急に呼吸が苦しくなって倒れ、救急車で搬送されました。症状は、肺炎がきっかけで呼吸がうまくできずに二酸化炭素が体内に溜まり、意識障害が起こってしまう「CO_2ナルコーシス」が直接の原因でした。

かなり容態が悪く、一時期は人工呼吸器を使用しましたが、なんとか回復することができました。

入院中、大腸がんが肝臓に転移していることが分かり、奥川さんは再び長い入院生活を送ることになりました。

ただでさえ奥川さんにとってはストレスフルな入院生活ですが、さらに悪い条件が重なりました。がんの痛みを抑える鎮痛剤を使い過ぎると、呼吸の回数が減る副作用が出るおそれがあり、そうなるとCO_2ナルコーシスがさらに悪化して呼吸が弱くなるリスクがあります。

危険な状態になり、さらには命に関わる可能性も高くなるため、「できるだけ鎮痛剤を使わない方針にします」と主治医から宣言されました。

しかし奥川さんは、この耐えがたい痛みを取ってほしいという気持ちでいっぱいでした。

「もう死んでもいい。鎮痛剤を強くしてください」

「奥川さん、そんなことはできません。命がなくなってしまうよりは、鎮痛剤をあまり使わないで、痛みを我慢するほうがいいんですよ。病気になった以上、少しの痛みがあるのは普通のことなんですから」

「先生が治療してくれんのだったら、もうこんなとこおりとうない！」

そう言って奥川さんはこれ以上の入院を拒否しました。

主治医の説明をひととおり受けた旦那さんと娘さんは、最初は主治医の立場に立ち、奥川さんを必死に説得しました。

「命に関わるんだから、ちょっとくらい痛くても我慢しよう」

「呼吸が止まったら大変だよ。お母さん、今は耐えよう」

2人がかりでなだめましたが、奥川さんはふさぎ込んでいくばかりでした。

だんだん奥川さんの口数が少なくなり、ベッドにただ横になっている時間が長くなりました。

ある日、洗濯物などを病室に届けに来た旦那さんが、寝入っている奥川さんのベッドサイドで、薬袋の裏側のメモ書きを発見しました。

そこには、奥川さんの震える字でこう書かれていました。

「体が、イタイ」

「家にかえりたい」

これを見たときに、旦那さんは大きなショックを受けたそうです。

(そんなにつらかったのか……。ごめんな)

旦那さんは主治医に掛け合い、奥川さんの希望どおりに鎮痛剤を増やすことを交渉しました。しかし、リスクがある以上無理だという主治医の考えは、どうしても変えられませんでした。

「それなら、もう、なんとしても家に帰るぞ!」

こうして、奥川さんは急きょ退院することになり、私のクリニックでの在宅診療を選択されたのです。

話を聞く限りでは、奥川さんと病院側で、それぞれの思いがただぶつかり合ってしまったことが、話が大きくこじれた原因だったようです。

鎮痛剤の呼吸抑制による死亡のリスクは、病院としては絶対に避けたいものでした。一方で、奥川さんは痛みに弱く、死を覚悟するほどのつらさとストレスを経験されていたようです。過ぎたことではありますが、もし奥川さんの「痛みを取ってほしい」という思いに対して病院側がもう少し寄り添うことができたら、ここまで状況がこじれることはなかったかもしれません。

奥川さんは、改めてクリニックで治療方針を立てることになりました。

「どのような治療を希望されますか。鎮痛剤で痛みを抑えることはできますが、病院の先生がおっしゃっていたとおり、やはり相応のリスクがあります。それでも大丈夫でしょうか」

「はい。命が短くなってもいいから、痛いのだけはなくしてほしいです」

ご主人も、覚悟を決めていました。

「このまま家で看取るつもりなので、本人の希望どおり、しっかり痛みを取ってあげてください」

「分かりました。できるだけ副作用が出ないように気をつけながら、痛みのコントロールをしていきましょう」

こうして、奥川さんは自宅で療養生活を送ることになりました。

奥川さんの体調を見ながら、効き目の強い医療用麻薬を処方しました。痛みが和らいだことで、退院直後に比べて奥川さんの表情はずいぶん柔らかくなりました。ご自宅という、リラックスできる環境であることもプラスに働きました。

「先生、だいぶ楽になりました。こんなことなら、もっと早く退院していればよかったなあ……あのまま病院にずっとおったら、おかしくなっていたかもしれん」

その後、注意深く様子を見ていきましたが、幸いにも容態が悪化することはありませんでした。奥川さんには、在宅という環境がとてもよく合っていたようです。週1回の訪問診療のほか、定期巡回サービスを利用してヘルパーさんが1日4回、訪問看護が週2回入っていました。退院から1年半の間、痛みに悩まされず、穏やかに日々を過ごすことができました。

あとで聞いた話ですが、旦那さんも、娘さんも、奥川さんの退院直後から「もしかしたら明日にでもお母さんが鎮痛剤の副作用で亡くなるかもしれない」という不安があり、在宅のときはできるだけそばにいて見守っていたそうです。結局副作用が強く出ることはなく、ご家族の不安は杞憂に終わったのですが、私のクリニックから「何かあったら24時間いつでも連絡をください」とお伝えしていて医師が駆けつけられる体制ができていたことが、かなりの安心材料になっていたようでした。

２０１７年の１月、奥川さんは徐々に容態が悪化していき、看取りが近いことが分かりました。亡くなる１週間前に強い痛みを訴えられたので、１日おきに診療に伺い、痛みに合わせて医療用麻薬を増量していきました。

看取りの際は、苦しむ様子もなく、静かに眠ったままの旅立ちとなりました。

入退院を巡っていろいろと大変な思いをされた奥川さんですが、看取りから１カ月後、グリーフケアでご自宅に伺った際に、旦那さんが「妻は安心して自宅で最期まで過ごせました」と話してくださいました。

奥川さんをはじめ、病院ではわがままだ、クレーマーだなどと言われてトラブルを起こした患者さんでも、自宅では何の問題もなく訪問診療を受けられるケースはたくさんあります。

むしろ、奥川さんは「痛みを取り除くのが最優先」という主張がはっきりされていたので、治療方針がとても立てやすく、問題となるような行動は一切ありませんでした。

私は「病院での〝問題児〟は、自宅では優良児」と言っています。病院では激しく自己主張をするなどしてうまくいかなかった方も、自宅で「何をしたいか」を大事にして治療方針を立てることで、良い療養が送れることも往々にしてあります。

どちらが良い、悪いとは単純に言い切れませんが、病院でできることと、家でできることを区別し、患者さんの希望にしっかり耳を傾けることで、解決することはたくさんあるように思います。

私たち医療者は、その落としどころを探ることも大事な仕事だと、奥川さんの診療を機に改めて感じました。

ポイント解説

快適な在宅療養のために

痛みのケアについて知っておこう

奥川さんは当初、大変な痛みを経験されましたが、適切な疼痛コントロールで、穏やかに看取りまでの時間を過ごすことができました。

患者さんの療養生活の質を保つうえで、痛みのコントロールはとても大切です。

特にがんによる痛み（がん性疼痛）は、痛みが強く出るため、患者さんの生活の質を大きく下げてしまいます。痛み止めを上手に使ったり、患者さんの精神的苦痛を取り除くアドバイスや声掛けを行ったりすることも、大事なケアの一種です。

痛みの治療には薬物を用いますが、効き目の強さ3段階に分けられます。

軽い痛みには、頭痛や解熱によく使われるロキソプロフェン、アセトアミノフェンなどの「非オピオイド鎮痛薬」を用います。

それでも痛みが残るようなら「弱オピオイド」といわれる、コデインやトラマドールなどの弱い医療用麻薬を用います。

弱オピオイドでも痛みが治まらないようなら、モルヒネやオキシコドン、フェンタニルといわれる「強オピオイド」を使います。この3段階の痛み止めや鎮痛補助薬を併用したり、使い分けることでがんの患者さんの痛みに対応しています。

麻薬という言葉から「使うと中毒になる」「余命が短くなる」といった誤ったイメージを持つ人も多いのですが、強い痛みがある患者さんが医師の指導のもとで使用するのであれば、中毒は起こりにくいです。また、医療用麻薬で寿命が短くなることはないという研究結果もあり、むしろ生活の質が高まることで穏やかに過ごせるメリットを享受できます。

医療用麻薬で実際に起こる副作用は便秘、吐き気、眠気、混乱、幻覚などがありますが、患者さんに合わせて最適な投与量を細かく決めていきますので、ご安心ください。また、吐き気や眠気は使っているうちにだんだん慣れ、治まっていく人が多いようです。内服薬以外にも、注射、坐薬、貼付薬などがあり、レスキューといって医師がいなくとも痛みを感じたときに頓服として使用する薬を準備することもあります。

痛みの3段階

非オピオイド鎮痛薬、弱オピオイド鎮痛薬、強オピオイド鎮痛薬を痛みの強さに応じて使用します

WHO　3段階除痛(鎮痛)ラダー

第1段階　**非オピオイド**

非オピオイド鎮痛薬 ± 鎮痛補助薬

↓

第2段階　**弱オピオイド**

コデイン
トラマドール

↓

第3段階　**強オピオイド**

モルヒネ　フェンタニル
オキシコドン　タベンタドール　など

㊟ 明らかに強い痛みのときは、強オピオイドで速やかに鎮痛する！

（出典：一般社団法人 日本ペインクリニック学会）

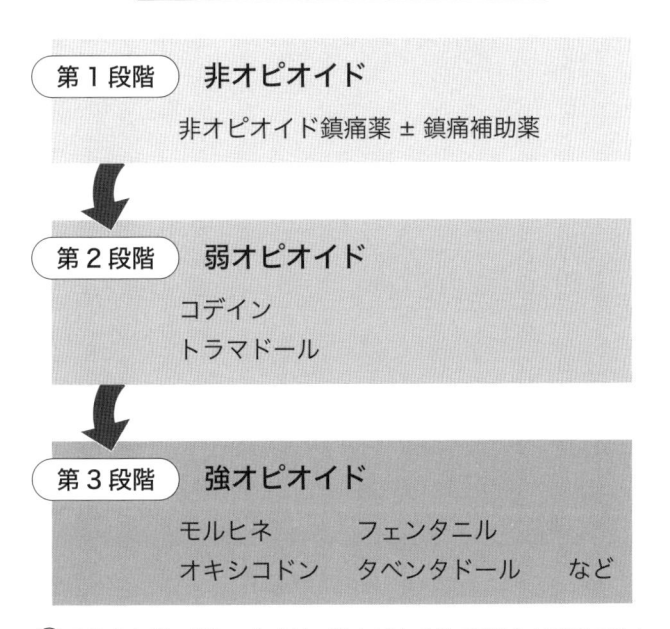

「痛み止めは耐性がつくからなるべく使わない」「副作用が心配」と考えて、痛みを我慢してしまう患者さんもおられます。しかし、それにより不眠や食欲減退、抑うつなど、生活にかなり支障が出ることが多いため、無理をせずに薬を使うことが大切です。

また、薬を飲んでも痛みが治まらない場合は、薬への耐性がついたのではなく、病気の影響によって痛みそのものが強くなっていることが考えられます。鎮痛薬を使っても以前より痛くなってきた場合は、量や種類を変更する必要がありますので、我慢せずに在宅医に相談してください。なお、医師に指示された量の範囲では使い過ぎて薬が効かなくなるという心配はありません。

決められた時間を守らず頻繁に使用すると、副作用の眠気が強くなったり、便秘がひどくなってしまったりすることもあるので、用法と用量は必ず守るようにしてください。

体の痛み以外の精神的苦痛のケアも大切です。不安やイライラ、抑うつ状態は、薬物を処方して抑えることができますが、ご家族や私たち医療者、介護者それぞれが患者さんの気持ちを理解するように努めて、支えることが求められています。

在宅医療で起こりやすいトラブル

在宅で療養しているときに起こりやすいトラブルについてまとめました。いつもと様子が違うときは早めに医師に連絡をすることが第一ですが、よくある病気や事象のパターンを頭に入れておくだけでも、予防に努めやすくなるとともに、いざというときに落ちついて対処しやすくなります。

●熱が出た

高齢の患者さんが発熱したとき、もっとも多い原因は感染症です。療養中の患者さんは免疫力が低下しているため、ウイルスや細菌による感染症にかかりやすくなっています。

なかでも呼吸器感染、特に「誤嚥性肺炎」による発熱は在宅医療を受けるくらいに活動量が落ちた患者さんに多い原因の一つです。誤嚥とは、唾液や食べ物などの異物が誤って気管に入ってしまうことです（→87ページ参照）。通常、人はむせることによって異物を気管の外に出せるのですが、嚥下機能（飲み込む力）が低下していると、異物が肺に入ったままになりやすいのです。そしてそこから炎症を起こし、誤嚥性肺炎になってしまいます。症状が軽い場合はそのまま自宅で治療しますが、重症化したときは病院に入院することになります。

呼吸器感染に続いて多い感染症が、「尿路感染」です。膀胱炎や腎盂《じんう》腎炎《じんえん》などによるもので、発熱や頻尿、排尿時の痛みが出ることがあります。

こうした呼吸器感染や尿路感染は、高齢の患者さんでは自覚症状がない場合も多々あります。また、膠原病やがんなど、病気そのものが原因の熱もあります。発熱のほか、咳やたんが異常に増えた、寝ている時間が多くなった、ぐったりしている、食事が進まない、尿が出ない——といった「いつもと違う様子」を感じたら、すみやかに医師に相談しましょう。

熱で寒気を訴えているときは、布団を掛けて暖めましょう。体が熱いときは、体温を下げるためにわきの下や鼠けい部（足の付け根）を冷やします。口から水分が摂れるなら、経口補水液などの水分をこまめに飲ませてあげてください。脱水に気をつけ、安静にして、服薬などの治療を進めていきます。

●けが（転倒）

自宅で長く、穏やかに過ごすためにも、家庭内のけがや事故を防ぐことが大切です。

療養生活を送っていると、筋力の衰えや、体のバランスを保つことが難しくなるため、ささいなことで転倒し、大けがにつながることがあります。また、薬の副作用によるふらつきが原因のこともあります。高齢者は骨粗しょう症の人も多く、ちょっとしたけがで骨折して車いすや寝たきりになるケースもあるので注意が必要です。

65歳以上の高齢者が、家庭内のどこで事故を起こしやすいかのデータを見ると、「居室（自室やリビングなど）」が45％と高く、続いて「階段」18・7％、「台所・食堂」17・0％、「玄関」5・2％と続きます。64ページで住宅環境を整える準備の説明をしましたが、具体的には次のようなことで転倒する患者さんが多くおられます。

- 床の電気コードや座布団、新聞紙などを踏んで足がもつれる（対策→コードは壁や床の邪魔にならないところに配置する、床のものを片付ける）
- フローリングで足がすべる（対策→すべりにくいカーペットを敷く、床の材質を変える）
- 階段の上り下りですべる（対策→手すりを設置する）
- 階段で足元が見えずに足を踏み外す（対策→明るい照明に変更する、足元灯を設置する）
- 浴室の床ですべる（対策→滑り止めマットを敷く）
- 浴槽をまたぐときにバランスを崩す（対策→浴槽内に手すりを取り付ける）

事故発生場所詳細（屋内）

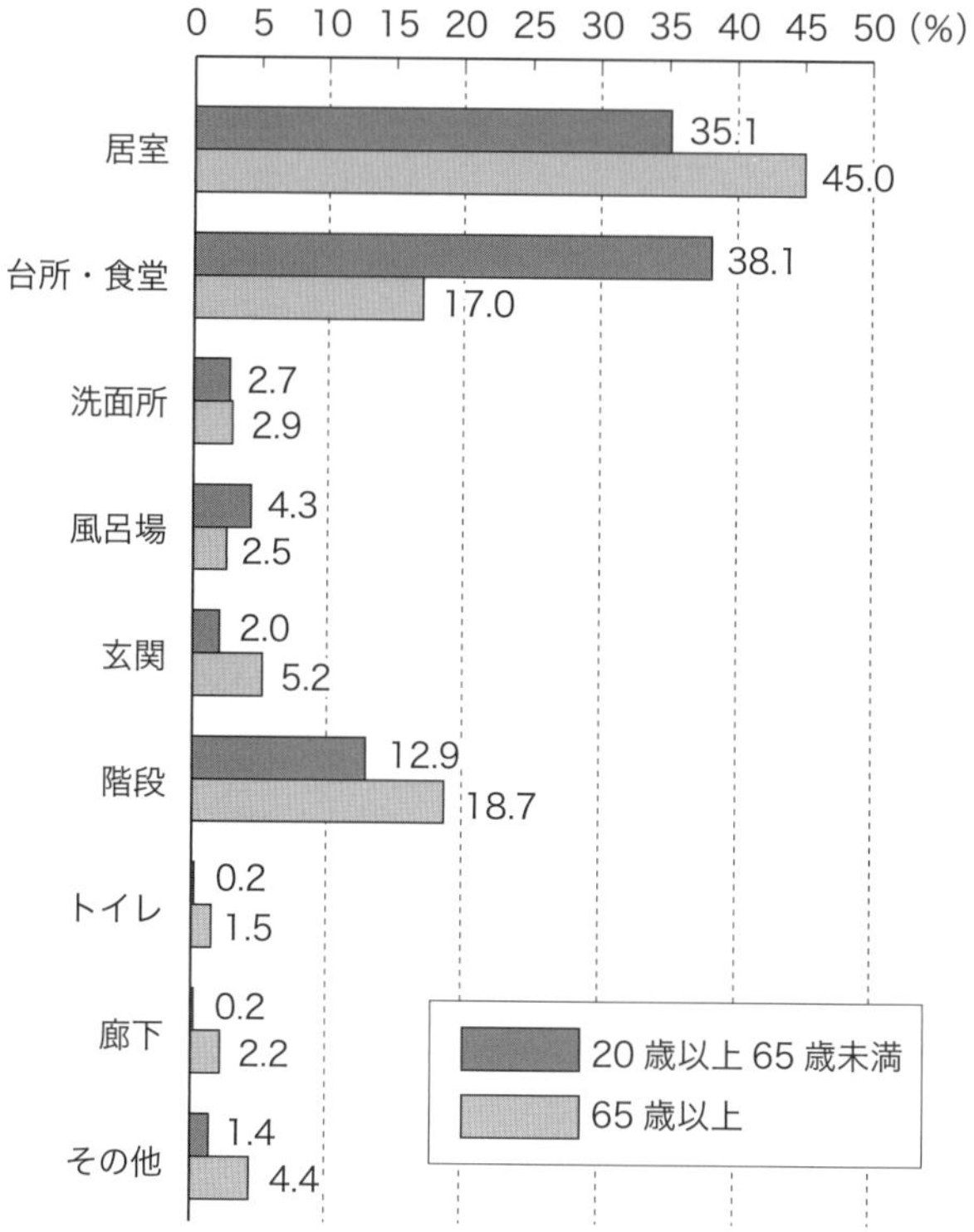

（注1）平成22（2010）年12月〜平成24（2012）年12月末までの伝送分。
（注2）事故発生場所詳細（屋内）については、不明・無回答を除く。

資料：国民生活センター「医療機関ネットワーク事業からみた家庭内事故―高齢者編―」（平成25年３月公表）
（出典：内閣府「高齢社会白書」（平成30年版））

これらの対策を行ったうえで、訪問リハビリで運動能力や平衡感覚を保つ訓練をしたり、筋肉や骨を維持するためにたんぱく質やカルシウムなどの栄養をバランス良く摂取したりすることに気を付けておきましょう。

転倒したら、まずはクリニックに連絡して状況を説明し、指示を受けるようにしてください。

●意欲がない、うつ状態

病気の悪化や体の衰えが原因で、うつ状態になる患者さんもいます。「死にたい」「生きていても仕方がない」「周りに迷惑を掛けている」などと悲観的になり、不眠や食欲不振、肩こり、頭痛などのさまざまな身体症状が出てくる場合もあります。

また、がんや膠原病、甲状腺疾患、脳血管疾患などの症状、または薬の副作用として、意欲の低下やうつ状態が現れることもあります。

注意したいのは、アルツハイマー型認知症の初期症状としても、うつ状態が出てくることです。アルツハイマー型認知症の場合は「人やものの名前が出てこない」「怒りっぽくなった」「同じことを何回も言ったり聞いたりする」「もののしまい忘れなど、急にだらしなくなった」などの症状もあるため、早期診断の目安になります。

う つ病によるものか、認知症などほかの病気が原因によるものかで、治療法は違ってきますので在宅医にご相談ください。ご家族ができるケアとしては、患者さんの訴えを否定せず、受け入れてあげることが何よりも大切です。

●熱中症

在宅での療養中、熱中症には特に注意しなければいけません。

熱中症は、体温調整ができなくなることで起こる、吐き気やめまい、頭痛などの一連の症状です。重度になると、高熱を出して意識がもうろうとして、けいれんが起こり、さらに悪化すると死に至る危険性もあります。

熱中症の主な原因は、脱水です。高温かつ湿度が高い室内だと、容易に脱水状態になりやすくなります。特に高齢者の場合は若い人よりも体内の水分量が少ないので脱水を起こしやすく、汗をかきにくいため、体温が下げられず熱中症になりやすいのです。患者さんの体が熱くなってきて、頭痛などの症状が現れたら水分摂取を促し、冷たいタオルや氷で体を冷やしてあげてください。気になる症状が出たら、すぐに在宅医に連絡します。

最近の夏は35℃超えの猛暑日が多く、熱中症の発生率も増加しています。室内のエアコンを26～28℃程度、湿度は60％以下に設定して、水分補給を忘れないようにしましょう。高齢者は暑さを感じにくいことから、暑さをあまり訴えない患者さんが多いのですが、ご家族が暑さを感じたら室内の温度を調整してあげてください。

●ヒートショック

暖房がきいている暖かい部屋から寒い部屋へ移動したときなど、温度が急激に変わることで、血圧が上下して心臓や血管に大きな負担がかかることを「ヒートショック」といいます。近年、入浴時に多い死亡事故の原因として問題になっています。

部屋間の温度差が10℃以上になるとヒートショックが起こりやすくなるといわれ、寒い冬の発生率が非常に高いのが特徴です。

特に真冬の入浴時は、ストーブやヒーターのある部屋から寒い脱衣所に移動して裸になると、体の熱を奪われまいとして血管が縮み、血圧が上昇します。寒いから早く温まろうとしてすぐに浴槽のお湯につかってしまうと、今度は血管が広がって急激に血圧が下がるという、さらなる血圧変動が起こってしまいます。

高齢者、特に持病がある患者さんは、急激な温度変化に血管や心臓が耐えきれなくなり、ときには脳卒中、心筋梗塞など、生命に関わる事故につながる危険性があります。

ヒートショックを防ぐには、できるだけ部屋同士の温度差を減らし、10℃以内に抑えることが大切です。脱衣所に小さなヒーターを置いたり、浴室をあらかじめあたためたりしておきましょう。浴室に入る前にシャワーで熱めのお湯を数分出しておくだけでも室温を上げられます。

また、心臓に負担がかからないように、シャワーや浴槽のお湯の設定温度は熱すぎないようにに気をつけて、ゆっくりとつかるようにします。お湯の温度は41℃以下、お湯につかる時間は10分以下が目安になります。

熱っぽいときや血圧が上昇しているとき、体調が悪いときは、入浴を見合わせて、体を拭くだけにしておきましょう。

●やけど

高齢者は皮膚が薄く、さらに運動機能や「熱い」と感じる感覚機能が低下しているため、やけどのリスクが高くなります。

特に冬の季節は、ストーブの上に置かれたやかんや鍋を倒して熱湯を浴びる、お風呂のお湯の設定温度が熱過ぎるといったやけどの事故が起こりやすくなるので注意が必要です。やかんや鍋はストーブの上に放置しない、浴槽やシャワーの設定温度に気をつけるなど、リスクを遠ざけることが第一です。

また、カイロや湯たんぽ、電気毛布などによる低温やけどにも注意しましょう。比較的低温なものでも長時間肌に当てることでやけどを負い、気がついたら深いやけどになっていることも珍しくありません。44℃の温度でも3～4時間ほどで皮膚の損傷が起こるといわれているので、「電気毛布は高温で使わない」「寝るときにカイロは肌につけない」「湯たんぽは厚手のタオルで包んで使用する」などの低温やけど対策を心掛けましょう。

ガスコンロや仏壇のロウソクも、やけどの大きな原因の一つです。火を使うときは近づき過ぎないように気をつけて、毛足の長い服や、たるんでゆとりのある服は身につけないようにします。ロウソクは、火を使わないLEDタイプに変更するのも一つの方法です。

やけどを負った場合は、患部を流しっぱなしの水道水で15～30分程度、よく冷やします。服を着ている場合は無理に脱がさず、そのままの状態で冷やします。皮膚が赤くなってひりひりする程度でしたら冷やすだけで大丈夫ですが、水膨れができている場合は医師の診察を受けましょう。

●眠れない（不眠）

在宅での治療を続けるうちに、不眠などの睡眠障害が出てくる患者さんもおられます。

高齢になるにつれて人は眠りが浅くなる傾向にありますが、それに加えて慢性的な体の痛みを抱えている場合は、痛みで目が覚めることをくり返して不眠に陥りやすくなります。また、頻尿や排尿障害がある患者さんは、夜中に何度も目が覚めてしまい、なかなか寝付けなくなります。

これを解決するために、睡眠導入剤や頻尿を改善する薬を処方することがあります。なお、睡眠導入剤は副作用でぼんやりしたり、足元がふらついて転倒したりする原因になることもあるため、過度な副作用が見られる場合は医師に相談してください。また、毎日同じ時刻に起きる、朝には日光を浴びて体内時計を整える、デイサービスで日中体を動かすなど、可能な限りで生活リズムを整えるようにするのも大切です。

介護しているご家族も、寝付けない、不眠で疲労感が強いといった睡眠障害を訴えるケースがあります。今の介護が楽になるようにケアマネジャーに相談してケアプランを見直す、ショートステイを活用する、専門家を含む周囲の人たちに悩みを相談するなど、楽になるための方法を一緒に考えていきましょう。

●口の中のトラブル

在宅患者で見逃されやすいトラブルの一つに口の中の問題があります。どうしても体全体のことばかり気にしがちですが、実は口の中（義歯）が汚い、口が臭い、未治療の虫歯や歯周病といった状態には適切な対処が必要です。

唾液には、雑菌の繁殖を抑えて汚れを洗い流してくれる作用があります。しかし、高齢になるにつれて唾液の分泌量が減り、雑菌が繁殖して口臭が発生しやすくなります。さらに利尿剤や降圧剤などの薬の副作用で唾液が出にくくなるのも原因です。また、入れ歯や差し歯が汚れて口臭の原因になることもあります。

こうして口内環境が悪化すると、口臭だけでなく、虫歯や口内炎、歯周病の原因になり、全身にさまざまな影響を及ぼします。誤嚥性肺炎の原因となる細菌の多くは、歯周病菌だともいわれています。

口臭を改善するには、「毎食後に歯ブラシで歯や舌を磨く」「デンタルフロスで歯垢を取る」「訪問歯科で汚れや歯石を取ってもらう」などの方法があります。在宅での治療を続けるうえで歯科治療にも注意を向けましょう。

●薬の飲み忘れ

薬の量が多く、また飲む回数が薬によってバラバラだと、管理が難しく飲み忘れや飲み間違いが発生しやすくなります。

薬物治療は、決められた量と回数を飲んでこそ効果を発揮するので、飲み忘れや飲み間違いがないようにしっかり管理することが大切です。

市販されているグッズを活用するのも一つの方法です。いつ、どれくらいの量を飲めばいいのか分かりやすく収納できる壁掛けタイプの「お薬カレンダー（服薬予定表）」や、ピルケースなどがあります。また、「朝食後・昼食後・夕食後」と大きく書かれた薬ケースを自作して、飲み忘れがないように食卓に置いているご家庭もあります。ほかにも、薬のシートに直接日付を書き込み、訪問診療の際や訪問薬剤師さんに服薬管理をお願いするといった方法もあります。患者さんに向いている手段を試してみてください。

なお、飲み忘れに気づいても、くれぐれも一度にまとめて薬を飲まないようにしてください。どうしても量が多過ぎる、薬が飲みづらいといった場合は、服薬回数を減らしたり、飲みやすい量や形に変更したりすることも可能なので、まずは在宅医や薬剤師に相談してみましょう。

●便　秘

便秘に悩まされる在宅の患者さんは多くおられます。

便秘の原因が、腸の病気や糖尿病をはじめとする内分泌疾患などの場合は、その病気に対して治療を行います。薬の副作用による便秘の場合は、薬の量を調節したり別の薬に変更することもあります。そのほか、運動や食生活の見直し、生活習慣の改善を行います。

便の頻度には個人差があり、例えば3日に1回の排便でまったく問題ない人や、逆に排便時の痛みや不快感を覚える人もいます。こうしたつらい症状がある患者さんに対しては、下剤などを検討します。

便秘の予防には、いも類や穀類、果物など食物繊維の多い食事を意識して食べる、ヨーグルトやチーズ、みそ、ぬか漬け、納豆などの発酵食品を摂る、腹筋運動をして腹圧を高めるといった方法があり、患者さんの体調に応じて行います。

また、水分補給も大切です。体内の水分が不足すると、大腸で便が固くなって便秘の原因になります。水分はこまめに摂るように心掛けましょう。

●下　痢

下痢は、ご本人が特に痛みやつらさを感じていない場合でも、肛門周辺の肌が荒れる、床ずれの傷が汚れてただれる、おむつを頻繁に交換するので介護する人が大変——といったさまざまな弊害があります。

下痢の回数が少なく、痛みや皮膚のトラブルが特にない場合は、乳酸菌製剤（整腸剤）で様子を見ます。

急に1日4～5回以上の頻繁な下痢が続く場合は、細菌やウイルス性の感染症にかかった可能性があります。ウイルス性の腸炎は、水分を十分に摂るほか、整腸剤や点滴を使って治療します。細菌性の場合は、抗生剤を用いて治療します。

1週間以上ずっと下痢が続く場合は、背後に別の病気が隠れている可能性があるため、主治医に専門医の受診が必要か相談するようにしましょう。

●意識障害（もうろうとしている）

急に頭痛やめまい、吐き気が起こる、呼び掛けても返事がない、ふらふらしている、何か言っているがろれつが回らず聞き取れない、片側の手足を動かせない、手足がけいれんしている――といった症状があるときは、脳出血や脳梗塞、くも膜下出血などの脳血管疾患を疑います。

脳内のどの部位に、どんな損傷を受けたかで、出てくる症状はさまざまです。一刻を争うので、いつもと様子が違うと感じたら、すぐに在宅医に連絡してください。こうした脳血管疾患は高血圧が一番の原因になるため、日頃から血圧の数値をチェックすることが大切です。

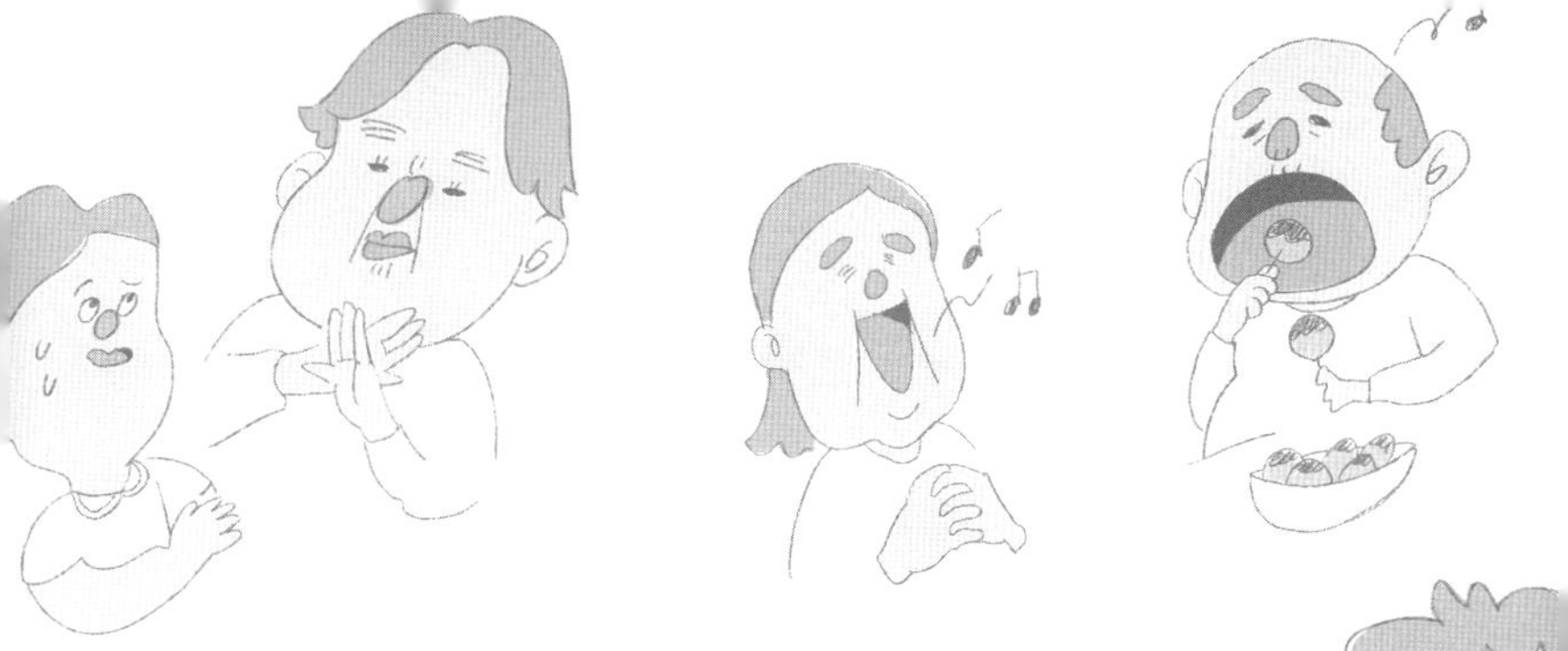

STORY 6

手紙に託した「最期のお願い」

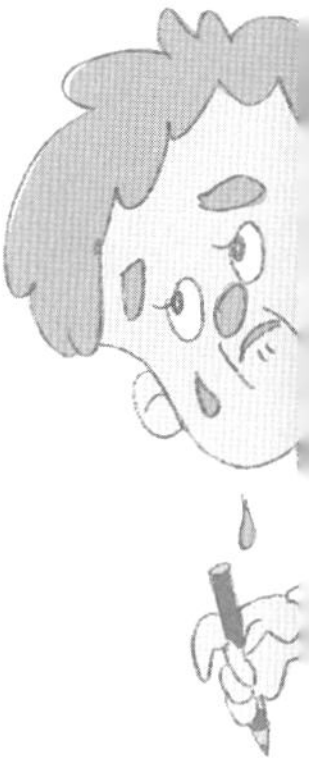

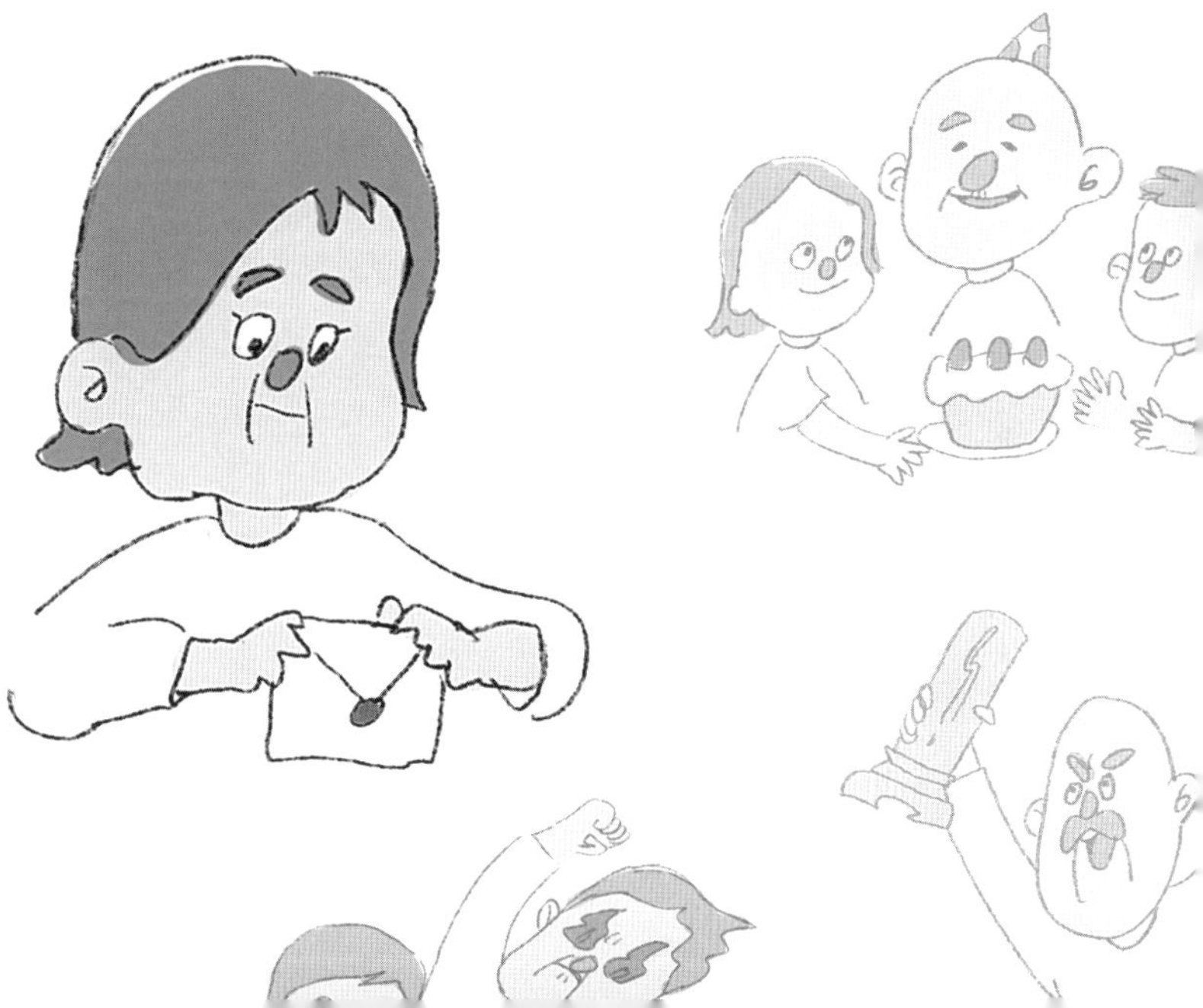

富山さんは、脳梗塞を何度も起こしていて、入退院を繰り返していた患者さんです。

脳梗塞は、脳の血管が何らかの原因で詰まることによって起こるもので、再発しやすい病気としても知られています。再発するたびに脳の神経細胞の損傷範囲が広がるため、症状が重症化しやすく、脳血管性の認知症になる可能性も高くなります。

富山さんも、2回目の脳梗塞が原因で体の左側に麻痺が残り、脳血管性の認知症も進行していました。

それでも認知症の初期の頃は、デイサービスを利用しながらご自宅で一人暮らしをしていました。しかし、徐々に理解力や記憶力が低下し、だんだん通院や日常生活が難しくなってきたため、3回目の退院を機に娘さんのご自宅で同居を始めて、同時に訪問診療をスタートすることになったのです。

「こんにちは、富山さん。今日の調子は、いかがですか?」

「……」

訪問診療が始まった頃の富山さんは、終始ぼんやりしていて、「はい」「いいえ」で答えられる簡単な質問には応じられるのですが、少しでも長い文章での会話には答えられません。トイレに自力で行くこともできず、伝い歩きがやっとの状態でした。

娘さんが献身的に介護されており、訪問診療は2週間に1回でした。ほかにも週3回のデイサービスと週2回の訪問看護、たまにショートステイを利用して、在宅での療養を続けておられました。

親戚の方々からは「家で介護するのは大変だろうから、施設に預けたほうがいいんじゃないか」という声もあったそうです。しかし娘さんには、どうしても富山さんを自宅で療養させたい理由がありました。

「うちのお母さんは、昔から『自分のことは、自分で』という人でした。今みたいに体調が悪くなる前にも『できるうちはなるべく自分でしたい』って、私たちに言っていたんです。だからお母さんもきっと施設ではなく自宅で、体が動くうちは自分の力でできる限りのことをしたいんじゃないかと思うんです」

そんな思いから、娘さんは富山さんが少しでも自分の力で動けるようにと、週1回の訪問リハビリを手配していました。富山さんは、そんな娘さんの思いに応えようとするかのように、起き上がりや立ち上がり、トイレに行き来して排泄するための練習を毎回一生懸命頑張っていました。

私たちが診療に伺うと、いつも娘さんがお茶とお茶菓子を出してくださいました。私たちだけでなく、富山さんの前にも毎回必ず置いていました。

「さあ、召し上がれ」

最初のうちは、富山さんは自分でお茶菓子を口に入れられず、娘さんがそばで付きっきりで補助してあげていました。

しかし、毎回くり返していくうちに少しずつ、お茶菓子を持ち上げて口に入れられるようになり、次第に湯呑みを持ち、お茶をすすれるようにまでなりました。

「おいしい」

富山さんから、そんな言葉も出るようになりました。

自分のことは自分でしたい――。富山さんの信念を娘さんは尊重し、日々のリハビリ効果もあって着実に回復していきました。

少しずつ、ゆっくりと身の回りのことをできるようになっていった富山さんですが、2回ほど、ヒヤリとする出来事がありました。

あるとき、娘さんが少しだけ目を離したすきに、富山さんがおやつに出していたスイカを丸のみしてしまったのです。窒息を起こしかけて、急いで病院に駆け込んだのですが、幸いにも車の中でスイカを吐き出し、難を逃れたということがありました。

このとき、すぐにクリニックに連絡をいただいたのですが、私たちが向かうのでは30分ほどかかり、間に合いません。状況を聞き、最寄りの病院を教えてすぐに向かうようにお伝えしたところ、「今すぐ連れていきます！」と言われて受診されました。その直後に「病院に向かう間にスイカが取れました！」と無事を知らせるご連絡があり、スタッフ一同、胸をなでおろしました。

あるときは、お風呂の設定温度を間違えて熱湯でやけどをしてしまったそうです。こちらに連絡をくださるまでもなく、すぐに冷水で冷やす対処をしたため、少し皮膚が赤くなった程度で、大事には至りませんでした。

こうしたアクシデントは、在宅だからこそ起こるというわけではありません。患者さんが療養している場所なら病院でも施設でも、どこにでも想定外の事態として起こる可能性があります。「私のせいで」などと、必要以上に介護している方が責任を感じる必要はありません。リスクを減らすための対策をできるだけしておき、万が一のことが起こったときには24時間いつでも連絡が取れる体制を確保しておく。そして、万が一の事態が起こったら速やかに対応するという心の準備をしておくだけで、精神面の負担をだいぶ軽減させることができるはずです。

なお、富山さんも、病院を退院してから看取りまでの間、在宅でそれ以外のトラブルはなく、平穏に過ごされていました。

訪問診療開始から丸2年が経ち、富山さんはだんだん食事が摂れなくなり、呼び掛けても反応せず、呼吸が荒くなってきました。2週に1回だった訪問診療の回数を週2回にして様子を見ながら、今後の治療方針を娘さんと話し合いました。

しかし、富山さんご本人の意思がはっきりとは分からないことから、娘さんはずいぶんと悩まれていました。

「正直なところ、延命はしてあげたいけれど、本当にお母さんがそれを望んでいるのかどうか……」

富山さんはかつて「自分の力でできる限りのことをしたい」と言っていましたが、延命についてはどうなのか、娘さんには分からなかったのです。胃ろうや人工呼吸器の力を借りてでも頑張り抜きたいということなのか、そこまではせずに楽に看取ってほしいのか……。私たちも娘さんとともに考え、悩んでいました。

3日後、診察に伺うと、娘さんが玄関まであわてた様子で走ってきました。

「先生！　これ、さっきタンスの荷物の整理をしていて見つけたのですが……」

と、数枚の紙を手渡されました。

5年ほど前に書かれた手紙で、貴重品をしまってある引き出しの底に入っていたそうです。まだお元気だった頃の富山さんの筆跡で、次のようなことが書いてありました。

「医療関係者の皆様。

私は今日まで、自由にのびのびと77歳まで生きてきました。

幸せな人生でした。

おそらく今、私は完全に意識を失っているか、または呼び掛けに少し反応するだけだと思われます。

もしかしたら自力では、呼吸もほとんどできないかもしれません。

でも、そのまま命が尽きても何も思い残すことはありません。

決して救急車を呼ばないでください。

すでに病院にいる場合は、人工呼吸器をつけないでください。つけているならはずしてください。

また、自分で飲んだり食べたりできない状況なら、無理に口に入れないでください。

点滴やチューブ栄養など、延命のための治療は何もしないでください。

すでに行われているなら、すべてやめてください。

もし私が苦痛を感じているようでしたら、モルヒネなどの痛みを和らげるケアはありがたくお受けいたします。

今、私の命を延ばそうと力を尽くしてくださっているお方に、心から感謝します。

しかし、私の最後のお願いを聞いてください。

一切、延命治療をしないでください。

この最後の願いを叶えていただければ、決して私は後悔しません。

誓います。

富山　晴子」

この手紙をお書きになった当時の富山さんは、ちょうど認知症が始まった頃だと思われます。おそらく、ご自身の意思が伝えられなくなるときが来るであろうことを、5年前の時点で予測されていたのでしょう。「自分のことは自分で」の富山さんらしく、しっかり準備されていたのです。

「先生、この手紙が見つかって本当によかったです。このとおりにお願いします」

娘さんの顔が、少し明るくなりました。富山さんのご希望がしっかりと書かれたこの手紙が見つかったことで、母の最期を自分が決断しなければいけないという娘さんの心の負担がなくなったのでしょう。

それから2週間、富山さんはご自身が望んだ形での終末期を送りました。

そうして、最期は娘さんをはじめ、ご家族や親戚が見守るなかで、息を引き取られました。

グリーフケアでお伺いしたとき、娘さんがおっしゃっていた言葉が印象的でした。

「思えば、お母さんは自分のお墓のことも心配して、すぐに富山家のお墓に入れてくれていいんだよ、と言っていました。70歳を過ぎてからは病気がちでしたが、自分の最期のことまで、前向きにいろいろなことを考えていたんですね。

私も、お母さんのようにとはいきませんが、前向きにこれからの人生を過ごしていきたいと思います」


富山さんが生涯を通じて貫いた人生観は、娘さんの心に今もなお生き続けています。

娘さんのこれからの未来が明るく幸多いものであることを、私はそっと心のなかで願いました。

ポイント解説

「もしものための話し合い」は大切

患者さんの意思を確認しておく

富山さんのように、最期のときをどのように迎えたいか、しっかり決めてなんらかの形で残している患者さんは、それほど多くはありません。

「そういえば、前にお母さん、こんなことを言っていたよね……」

といった話を漠然と思いだすご家族は多いのですが、文章などの形でしっかり残されていることはまれです。

命の危険が迫った状態になると、約7割の人が、自分で医療やケアの方法を他人に伝えることができなくなるといわれています。富山さんの場合は幸いにして、看取りが近くなった段階でご本人の手紙が見つかりましたが、過去にご自身の意思を確認できる書面があると治療方針が立てやすく、さらにご家族の負担も軽減します。

「人生会議」という言葉を聞いたことはあるでしょうか。

もともとは１９９０年代の欧米で生まれた考え方で、「アドバンス・ケア・プランニング（話し合いによる共有）」といわれています。人生の最終段階に行う医療やケアについて、患者さんご本人が、家族や医療関係者らと話し合い、共有することが大事だということをあらわす言葉です。日本では、もっと親しみのある言葉にしようと２０１８年に厚生労働省が「人生会議」と名付け、啓発活動を進めています。

病気や事故などでご本人の意思表示が難しくなっても、前もって自分の治療についての意向や価値観をご家族や主治医と共有できていれば、ご本人が望む治療を継続できますし、逆に治療を続けないという判断も可能になります。

いかに死にたいか――もう治る見込みがなくなってからの終末期医療をどうするのかは、本人の意思確認がとても大切になります。特に、終末期に人工的に栄養を補給する「胃ろう」や「経管栄養」、人工的に呼吸をさせる「人工呼吸器の装着」などの延命治療を、本人が望むかどうかはとても大切なことです。

終末期になり、苦しそうにしているからなんとかしてあげたいという思いで、延命治療を選ぶご家族も多くおられます。すると、患者さんご本人の意識が戻らないままで数カ月、数年とその状態が続く可能性があり、それだけ医療費もかかり続けます。

本人への意思確認ができない以上、家族が治療の選択をすることになりますが、本人が望まない形になってしまっては大変です。できるだけ、前もって本人の希望を書き残しておくことが重要です。

しかし、こういった話はとても繊細な内容なので、患者さんが元気であればあるほど話題にしづらかったり、「縁起でもない」と敬遠されたりしがちです。また、「今の状態で聞いてもピンとこないかもしれないし、またあとで考えが変わるかもしれない」と思って、話を切りだすことに躊躇してしまう人もいるでしょう。

ただ、いざというときになって、「あのときもっと話を聞いていればよかった……」と考えるご家族は少なくありません。ご家族が生死に関わる治療方針を決断することは、想像以上に大変な心労だと皆さんおっしゃいます。今からでも、ぜひ話し合っていただきたいと思います。

今は自治体や医療機関でも、人生会議（またはアドバンス・ケア・プランニング）に関する患者さん向けの冊子を発行していますので、ぜひ参考にしてください。

人生会議をしているかどうか

自分の死が近い場合に受けたい医療・療養や受けたくない医療・療養について、ご家族等や医療介護関係者とどのくらい話し合ったことがあるか？

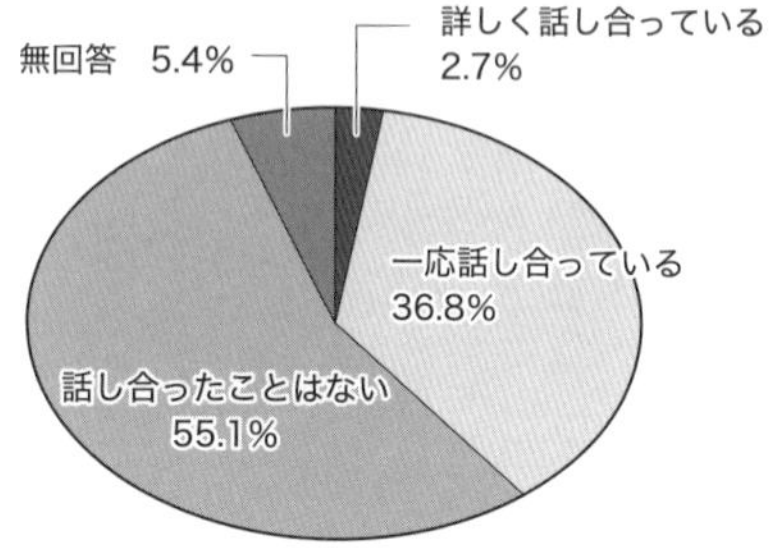

リビング・ウイルを作成しておくことについて

自分が意思決定できなくなったときに備えて、どのような医療・療養を受けたいか、あるいは受けたくないかなどを記載した書面をあらかじめ作成しておくことについてどう思うか？

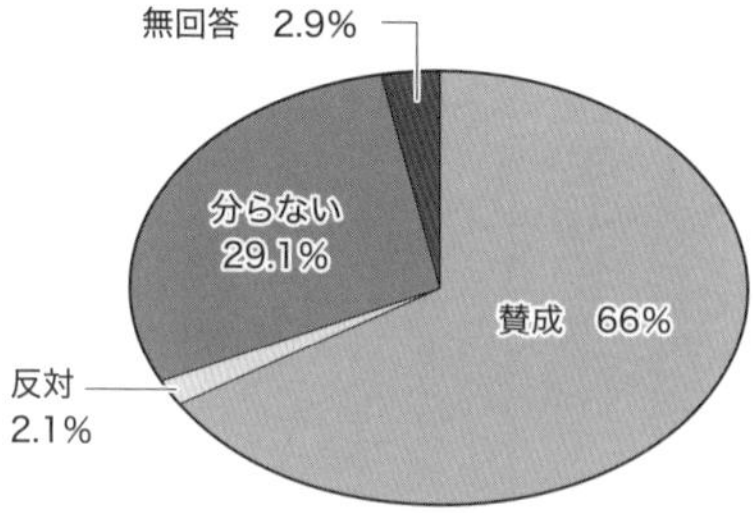

（出典:「人生の最終段階における医療に関する意識調査報告書」（平成30年））

終末期までに確認したいこと

人生会議（アドバンス・ケア・プランニング）によって話し合った内容を、文書にまとめたものを「リビング・ウイル」といいます。

リビング・ウイルは、いつか自分に理性的な判断ができなくなる未来を想定して、終末期にはこのようにしてほしいと希望を書き連ねる文書です。医療や介護において、本人の意思が十分に尊重されるようにとの取り決めがなされています。

全日本病院協会では、164ページのようなリビング・ウイルを公表しています。これはあくまで一例で、決められた書き方はありませんが、このような内容を記載しておけば大丈夫です。

年に1回くらいのペースで見返して、自分やご家族の考えに変化がないか、確認しておきましょう。そのたびに患者さんとご家族、在宅医の間で内容を共有しておくことをおすすめします。

終末期医療における意思表明（リビング・ウイル）

私は、下記の医療行為について、以下のように希望します。
なお、この希望はいつでも撤回し、または変更することができます。
撤回、変更は、同様の書面、あるいは時間的な猶予がない場合には口頭で行います。

① 輸液
（1）希望する　（2）希望しない　（3）わからない

② 中心静脈栄養
（1）希望する　（2）希望しない　（3）わからない

③ 経管栄養（胃ろうを含む）
（1）希望する　（2）希望しない　（3）わからない

④ 昇圧剤の投与
（1）希望する　（2）希望しない　（3）わからない

⑤（心肺停止時の）蘇生術
（1）希望する　（2）希望しない　（3）わからない

⑥ 人工呼吸器
（1）希望する　（2）希望しない　（3）わからない

⑦ その他（具体的に：　　　　　　　　　　　　）

このほかの事柄については、以下の方を代弁者（代理人）として、その方の判断に委ねます。

代弁者氏名　　　　　　　　　　（続柄）

記入日　　　年　　月　　日　　氏 名

注　輸液：点滴のこと
中心静脈栄養：食事が口から摂れなくなった患者さんに、心臓の近くの太い血管から栄養剤を流し込むこと
経管栄養：食事が口から摂れなくなった患者さんの胃や腸にカテーテルで栄養剤を流し込むこと
昇圧剤の投与：急激な血圧低下が起こった時に、一時的に血圧を上昇させる薬剤を投与すること
蘇生術：心臓マッサージや気道を確保するための気管挿入、高濃度酸素の使用など
その他：上記以外の医療やケアに関する希望、葬儀の方法や臓器提供の可否、ご本人の思いなど

在宅医療・訪問診療について、よくある質問

ここでは、患者さんのご家族からよくいただく在宅医療や訪問診療についての質問と答えをまとめました。クリニックによって対応が異なることもありますので、詳細は個別にご確認ください。

Q 病院から退院を促されましたが、今後が心配です。

A 最近では、病院から在宅への移行を促されて、訪問診療を始めることになった患者さんが増えてきました。なかには「病院に見捨てられたのでは」などと思っている方もいます。私たち在宅医は、診療開始後、初期の段階でしっかり対応させていただき、その不安を軽減して「家にいてよかった」と思っていただけるように心掛けています。

さまざまな病気に伴う症状が出たときに、自宅で病院に準じた治療ができるところが訪問診療の大きなメリットです。例えば、気管支炎や肺炎を起こしたときにわざわざ病院に行かなくても、自宅で治療をすることで乗り切ることもできます。

また、退院後に在宅医療を始める方が最も心配されているのが、「困ったときにどこに連

絡すればいいのか分からない」ということです。本書でもくり返し述べていますが、訪問診療では定期的な診療に加えて、何かあったら24時間いつでも訪問できる体制を整えているところが多いため、安心していただいて大丈夫です。

なお、患者さんの病状やご家族の都合で在宅での療養が難しくなった場合は、原則として以前受診していた病院に依頼することになります。また、ＣＴ、ＭＲＩなど、病院でなければできない精密検査が必要になったときは、連携している医療機関をご紹介します。

Q　毎回同じ先生が来るのですか?

A　私のクリニックのような複数の医師でグループ診療を行っている機能強化型の在宅療養支援診療所では、24時間３６５日いつでも対応できるように、複数のスタッフがチーム体制で患者さんの在宅療養を支えています。そのため、担当医は決まっていますが、別の医師や看護師が訪問させていただくこともあります。

患者さんの現在の様子やこれまでの治療経過、ご家族のご要望など、日々のさまざまな情報はそのつど医師や看護師、スタッフ間で共有しているので、ご安心ください。

Q　日中、私は仕事なので、母を家に一人で残してもいいのですか？

A　訪問診療の際には、必ずしもご家族がいなければいけないわけではありません。ご自宅に伺ったときに、ご家族はお仕事や用事で留守にしており、患者さんだけということもあります。ご家族への連絡事項は、別途電話などでお伝えすることになりますが、顔を合わせてお話させていただくことも大事ですので、数回に一度はご都合をつけていただければありがたいです。

Q　容態が急変したらどうすればいいでしょうか？

A　予期せぬ急変時は、在宅医がすみやかに自宅に伺って診療を行います。ただ、どんなに急いでも数分で到着するのは難しいため、まずは在宅医に連絡して、指示を仰いでください。

終末期で、看取りの時期が近づいている患者さんについては、前もってご家族に説明して、最期まで自宅で過ごすことを希望される場合には救急搬送は行いません。救急車を呼ぶことは、積極的な救命治療をしてほしいという意思表示になるためです。看取りの際は在宅医に連絡をしていただくのですが、私のクリニックでは「患者さんのそばにいて、私たちが到着するまで患者さんに声を掛けながら待っていてください」とお伝えしています。

Q　症状が悪化したときだけ来てもらうことはできますか。

A　訪問診療は治療計画に基づいて継続的に行われます。そのため、1回だけの利用や症状が悪化したときだけの利用には対応できないことがあります。

Q　お酒やたばこはOKですか?

A　病院のように厳しい管理はありませんので、病気で制限されていない限りは基本的には問題ありません。

過去に、看取りが近い胃がんの患者さんから「どうしてもお酒が飲みたい」という要望がありました。その患者さんは24時間ずっと点滴をしており、嚥下も悪く口から水分を摂れる状態ではありませんでしたが、ご家族は「お酒を飲むことをずっと楽しみに生きてきたので、残された時間で好きなようにお酒を飲んでほしい」とおっしゃっていました。ごくごくと飲むことはできませんので、嚥下リハビリを行いマグカップにウイスキーの水割りを入れて、口腔ケア用のスポンジをひたして口に入れて吸う形で、お酒を楽しんでいただきました。

また、クリニックの管理栄養士が、ビールが飲みたいという患者さんのために、とろみをつけたビールをおいしく飲んでもらえるように工夫して提供したこともあります。

このように、患者さんの最後のわがままやご希望に寄り添えるのも、在宅の大きなメリットだと思います。

Q 重度の心不全ですが、在宅医療は難しいでしょうか。

A 私のクリニックのように循環器内科専門の医師がいる場合など、重度の心不全に対応しているところもありますので、ご自宅の周辺で探してみてください。

ただ、ご留意いただきたいのは、心不全などの循環器疾患の場合は制度上、がんの終末期ほど手厚い診療を行うことが難しい点が問題として挙げられます。がんの終末期の場合は毎日訪問診療で伺えるのですが、心不全の場合は基本的に1日1回、週3回という回数制限があり、体調悪化の際にも連日の訪問診療は14日間が限度となります。

そのため、いかに悪化しないようにコントロールするかが第一になります。

その一方で、入退院をくり返していた方が、訪問診療と自宅でのコントロールで入院頻度を減らすことができたケースも多々あります。以前、私のクリニックで担当していた肥大型心筋症の患者さんは、毎月のように心不全で頻繁に入院されており「できれば自宅でゆっくりしたい」とのことで自宅療養を開始しました。ご自宅では訪問診療とともに、できるだけ毎日体重測定をしてもらい、「体重が60kg以上になったら頓服の利尿剤を飲む」といったように体重コントロールをして悪化を食い止めたところ、半年以上入院することなくご自宅で過ごすことができました。

こうしたケースもありますので、私のクリニックでは今後も依頼があれば積極的に関わっていきたいと考えています。

Q　災害が起こったら、どうすればいいでしょうか。

A　毎年のように全国各地で大雨や台風などによる洪水や土砂災害、高潮などが発生しており、多くの被害が出ていますので、災害への備えは非常に大切です。

災害時は、在宅・病院・施設のどこにいても、多くの患者さんがたいへん厳しい状況に立たされます。医療的ケアがある方、介護度が高い方でも優先できない状況が十分に考えられます。私のクリニックも、水害などでご自宅までたどり着けない、または被災しているため救助に行けない可能性が十分ありますので、日頃からご家族やご近所の力を集め、なんとか2～3日をやり過ごす用意をしておくことが必要とお伝えしています。次のことを心掛けてください。

①非常用持ち出し品の点検をする

生活に関するもの（懐中電灯、ラジオ、衣類、非常用飲料水、食品、貴重品など）、医療・介護に関するもの（健康・介護保険証などの写し、薬の一覧、数日分の薬、医療物品、呼吸器の予備電源、酸素ボンベなどの医療機器）をまとめて、取り出しやすいところに用意しておきます。

②避難場所をチェックする

家族が別々の場所にいるときに災害が発生した場合でも、お互いの安否を確認できるように、日頃から安否確認の方法や集合場所について、ハザードマップを活用しながら話し合っておきます。

③警戒レベルの確認

警戒レベル３「避難準備・高齢者等避難開始情報」が発令されたら、避難に時間が掛かる高齢者や障害のある方、避難に支援を必要とする方などは安全な場所への避難を検討する必要があります。すぐに動けるように準備しておきましょう。

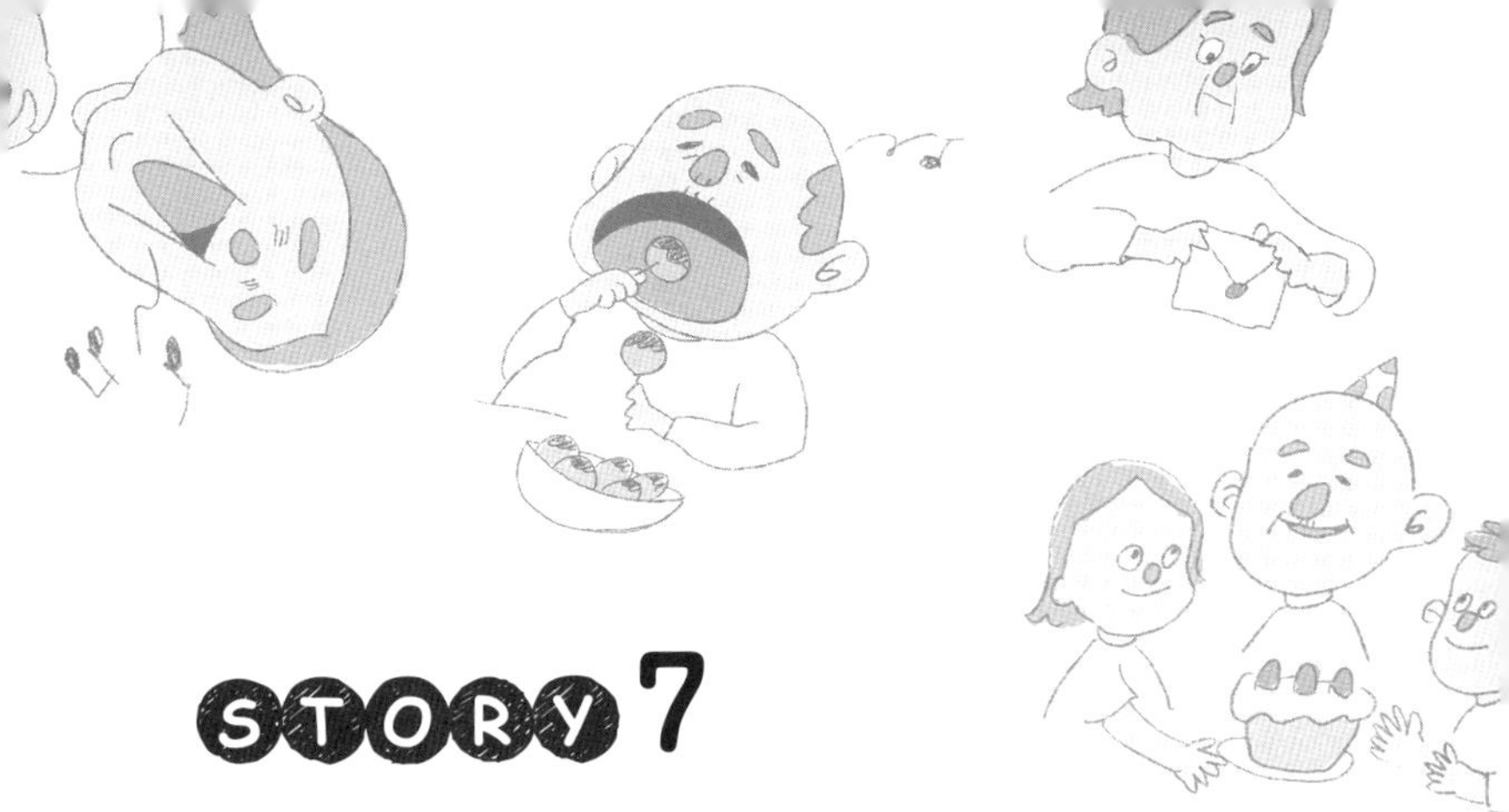

STORY 7

認知症と、家庭菜園

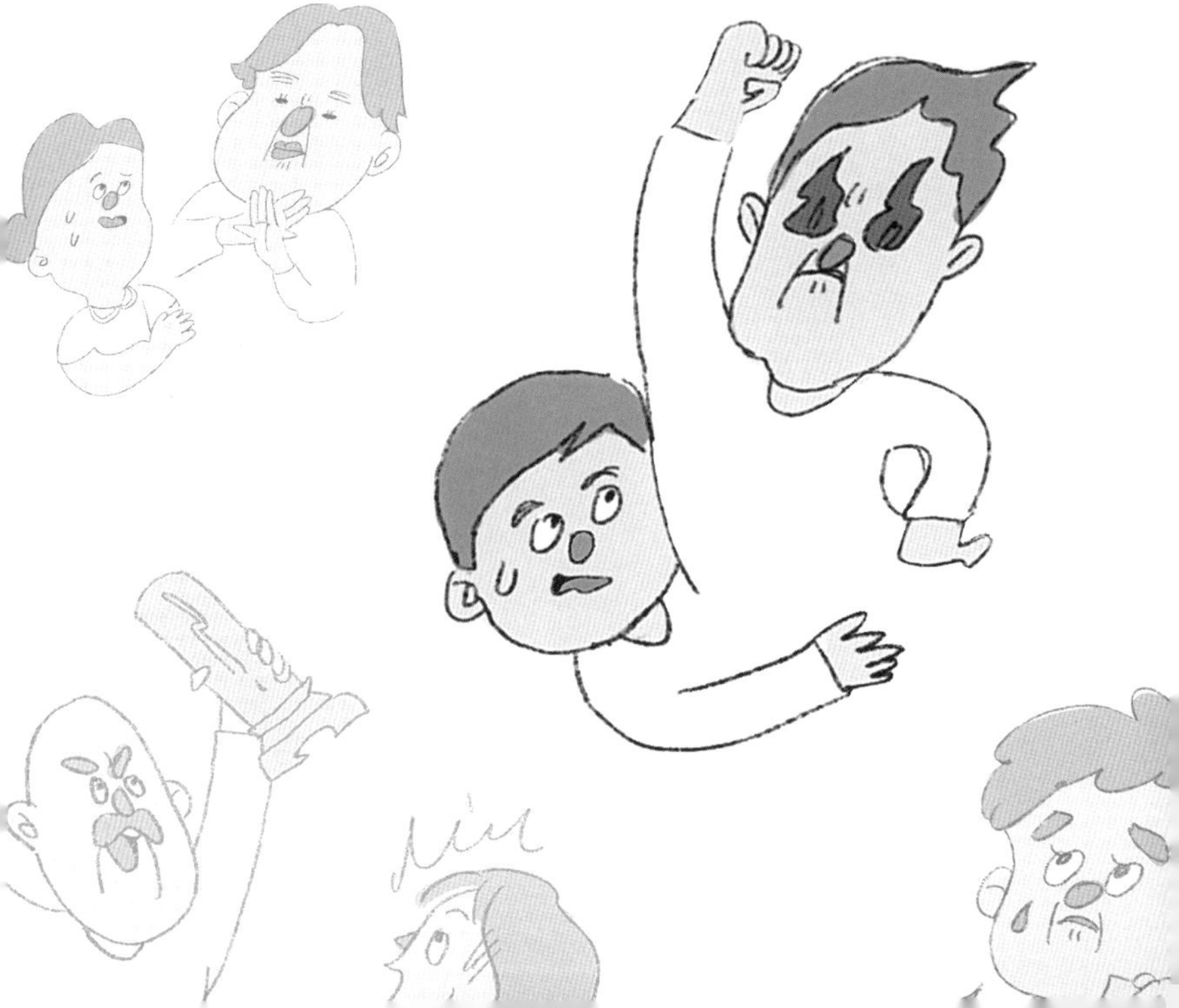

私のクリニックではこれまで1500人以上の患者さんをご自宅で看取ってきました。お一人お一人にさまざまな背景があり、それぞれ印象に残っているのですが、なかでも特に印象深い患者さんがいます。その一人が大河原さんです。

大河原さんは初期の認知症でしたが、食事や排泄などの日常的な動作は問題なくできていました。すぐ忘れてしまうのですが、伝えたことはその場で理解できるので、日常生活もさほど不自由なく過ごしていました。

65歳で大工の仕事を辞めて以降、ご自宅の裏の畑で、野菜のお世話をするのが大河原さんの日課でした。キャベツやトマト、スイカ、枝豆やキュウリ、サツマイモなど、ご家族4人では食べきれないほど毎シーズン収穫できるので、遠方の親戚やご近所の方々にもおすそわけするのが長年の習慣になっていました。

大河原さんは土づくりにもこだわり、大きくて味も良い立派な野菜に育つので、ご近所からも好評だったそうです。

そんな大河原さんですが、ある時期から急に食欲がなくなり、おなかが張って苦しい感覚や、便秘と下痢が交互にくり返し起こる便通異常に悩まされるようになりました。

「調子悪いなら、ちゃんと検査してもらったら？」という奥さんの言葉で、しぶしぶ病院に検査をしに行ったところ、大腸がんとの診断が下されました。さらに「余命3カ月から半年、突然死のリスクもあります」という、非常に厳しい現実を告知されたのです。突然のことに、ご本人もご家族も、大変なショックを受けました。奥さんは、治らないことを淡々と説明する医師の言葉を、頭が真っ白になりながら呆然と聞くしかなかったそうです。

このとき、医師からは「完治は難しいけれども化学療法（抗がん剤）をしたほうがいいのでは」とすすめられたそうです。しかし、ご本人もご家族も、もう治らないのだから、苦しい治療はせずに症状を和らげる治療だけをしたいという希望でした。

残された時間が長くないことから、ご家族は当初、手厚いケアが受けられるだろうからという理由で緩和ケア病棟への入院を希望されていました。

しかし、緩和ケア病棟に入院したあとに、一度外泊で自宅に帰って来た大河原さんが「やっぱり、家がええわ」と希望されたそうです。現在お住まいの家屋は、大河原さんが大工時代に自分で建てたということもあり、家で過ごしたいという思いが人一倍あったのかもしれません。やはりできるだけご本人の希望を叶えてあげたいというご家族の意向から、在宅での療養をすることになりました。

私のクリニックの初診のとき、奥さんは気持ちの整理がまだつかない様子で、目に涙を浮かべておられました。また、大河原さんは大柄で、180センチに80キロの体格ですので、動けなくなったときに介護負担がとても大きくなります。家で看取りたいというのがご家族の希望でしたが、がんの終末期であり認知症もあることから、ご家族、特に奥さんと、息子さんの奥さんが今後の介護に不安を感じておられました。

そこで、私のクリニックとの相談の結果、訪問診療と訪問看護を週2回、ヘルパーさんに複数回来てもらうことで、ご家族が休める時間を確保しつつ対応することになりました。また、近くに娘さんが住んでいたことから、家族内でできるだけ介護を分担することもできました。それでも今後難しい状況になったときは、訪問入浴や、終末期でも受け入れてくれるデイサービス、ショートステイを利用するなど、できるだけ介護負担を減らしていく計画を立てました。

こうして在宅での療養がスタートしました。

認知症になると、認知機能低下（物忘れ）そのものの症状ではないのですが、不安や不眠、抑うつ、徘徊、焦りなど、さまざまな問題行動が現れることがあります（これを周辺症状といいます）。大河原さんも、在宅で療養を始めて早々に、そわそわして落ちつかない「不穏」という症状が出てきました。大河原さんは、自宅の畑に強いこだわりがあり、たびたび畑を見に行こうとしては、ご家族に止められることのくり返しでした。

そのため、私たちも週2回の訪問診療に加えて、緊急で訪問し、気持ちを落ちつける薬や安定剤を処方していました。また、痛みを抑えることでこうした周辺症状が治まることも多々あるため、足やおなかの痛みを和らげるオキシコドンなどの薬も処方して様子を見ました。

終末期のがん患者さんには、「せん妄《もう》」という精神的な症状が出ることがあります。ストレスや体調悪化、薬の副作用などが原因で突然意識障害が起こったり、頭が混乱するのですが、大河原さんにも、不穏に加えて、せん妄の症状がたびたび出ていました。

「もう自宅で見るのは限界かもしれません……」

1週目にして奥さんがお疲れの様子を見せたため、デイサービスを利用することにしました。大河原さんは奥さんがそばにいないと落ちつかない様子を見せていたので、奥さんが休める時間を確保するためでした。

2週目のある日、訪問診療に伺うと、大河原さんは不穏で、畑が気になって仕方がなくなっている状態だったようです。ちょうど私が門を入ると、大河原さんがナタを持ち出して、畑を見に行くために外に向かおうとしているところでした。

「わしゃ、畑をせんといけん」

奥さんは懸命に止めようとしていました。

「お父さん、先生が来たから、ベッドに行きましょう！」

しかし、ご本人はどうしても畑が気になる様子です。この状態からベッドへと移動して、横になるのはとても難しいでしょう。私は、大河原さんの行動にお付き合いすることにしました。

「大河原さん、一緒に畑に行きましょう」

そう声を掛けると、大河原さんは私と外に出てくれました。後ろから、奥さんが心配そうについてきました。

自宅の裏まで一緒に歩き、大河原さんが長年手入れし続けてきた畑を見ました。

「よく育っていますね。この黄色い花は何ですか？」

「これは、オクラだな」

「へえ。こんなきれいな花が咲くんですねえ」

「そうだなあ」

そんな話をしながら畑を眺めたり、一緒に家の周りを少し歩いたりして、10分くらい経った頃でしょうか。大河原さんは納得したのか疲れたのか、くるりと家の方に向かって、ゆっくりと歩いていきました。そうして自分からベッドに行き、静かに横になってくれたのです。

そうしていつもどおりの診察を終えました。

「先生、ありがとうございます。どうなるかと思いましたが、連れ出してくれたおかげで落ちつきました」

部屋の外で、奥さんが声を掛けてくれました。

「いいえ、私もいい気分転換になりました。ご家族の皆さんも大変だと思います。一緒に乗り切っていきましょう」

その3日後、大河原さんは急激に容態が悪化して、ベッドから起き上がれなくなりました。

正午過ぎに診察に伺うと、大河原さんは私の呼び掛けに少し反応する程度で、呼吸も浅くなっていました。そのときに家にいた奥さんと娘さんに、お別れが近づいていることを説明しました。

同日の20時過ぎに自宅での看取りとなりましたが、私が到着したときには、たくさんの親戚の方々が集まり、皆さんで旅立ちを見守っておられました。

大河原さんが亡くなられて1カ月後。大河原さんの自宅療養の様子を、息子さんがいろいろとカメラで撮影されていたそうで、それらの写真がまとめられた一冊のアルバムをグリーフケアのときに見せていただきました。

そのなかには、亡くなる3日前に、大河原さんと私が裏の畑まで歩いたときの写真もありました。

奥さんがその写真を見て、少し笑って言いました。

「あのあとすぐ逝っちゃって……。どこにあんな力が残っていたんでしょうね。お医者さんが一緒に散歩してくれるなんて病院じゃできないし、本当に主人は楽しかったみたいですよ」

「お父さんは長生きしたいと言っていましたが、みんなで優しくできましたし、悔いはありません」

娘さんも、そう言って頷きました。

振り返ると、私のクリニックの初診から、看取りまで3週間ほどしかありませんでした。

想像もしていなかった突然の告知から自宅での療養生活と、ご本人はもちろん、ご家族にとっても本当に大変な日々だったと思います。ただ、在宅での生活は大河原さんご本人にとっては快適だったようで、奥さんと娘さんは時おり笑顔を見せながら話してくださり、少しでも最期の思い出に花を添えられたのかなと感じました。

僕はちょくちょく診療中に患者さんと散歩したりします。

在宅医は、患者さんが毎日を過ごす場所で診察を行っています。だからこそ、診るだけでなく、患者さんに寄り添うことも大切なのだと、大河原さんのことを思いだすたびに感じています。

ポイント解説

在宅医療と認知症

認知症の介護も、自宅中心に

認知症は、脳の病気によって記憶や判断力が低下し、日常生活に支障をきたしてしまう状態です。

今後、団塊の世代が一斉に後期高齢者になる2025年には、認知症患者がおよそ730万人（高齢者の5人に1人）に増えるという推計があります。こうした背景から、国は「地域包括ケアシステム」という支援体制を整えて、介護が必要な高齢者の方々が、住み慣れた自宅や地域でいつまでも暮らし続けられる環境づくりを目指しています。

地域包括ケアシステムが目指している目標の一つが、今後増加する認知症の高齢者を、在宅で支えていくための仕組みです。①介護、②介護予防、③医療、④生活支援、⑤住まいという5分野のサービスを、30分以内に提供できる環境を目指していま す。このため、私たち訪問診療も、地域の介護や医療施設と連携して、患者さんやご家族が生活の質を保てるような仕組みづくりに努めています。

ストーリーで登場した大河原さんもそうですが、私たちが訪問診療で関わっている患者さんも、認知症の方々の割合が高くなってきています。

私のクリニックで訪問診療を利用しながら、長年認知症のお母さんの在宅介護をしているBさんは、以前は熱を出すたびに頻繁に救急外来を受診していたそうです。しかし、訪問診療を始めてからは、いつでも医師に直接相談でき、すぐ往診してもらえる体制ができたことから、安心して介護できるようになったと喜んでおられました。

認知症の方々への対応はケースバイケースで、お一人ずつオーダーメイドの対応が必要なことが多々あります。認知症のいくつかの症状は、介護するご家族にとっては大変な負担があるとともに、こうすればうまくいくという確立されたものがありません。「徘徊する」「興奮する」「妄想がある」「昼夜逆転している」「清潔が保てない」といった各々の個別の課題について、私たちは患者さん一人ひとりに対して、試行錯誤しながら対策を考えています。

ただ一つ言えるのは、徘徊や不穏などがあっても、その人の事情に寄り添うことで、状態が安定しやすくなるということです。

前出のBさんも、最初「お姉さん」と呼ばれて大変なショックを受けたそうです。最初の頃は会話しているときに「私は姉じゃなくて、娘よ！」と正しいことを納得させようと否定的に接していたそうですが、1年もすると余裕をもって接することができるようになり、姉として振る舞うようになってからはうまくいったとおっしゃっていました。

私たちも、在宅生活を支える立場として、患者さんに寄り添いながら、できる限りのサポートをさせていただいています。

認知症の主な4タイプ

認知症は、患者さんにとってもつらい病気ですが、介護をする人にとっても不安が大きい病気です。今後どうなるのか、先の見通しが立ちにくいこともその一因です。

認知症の症状は、「中核症状」と「周辺症状」の2つに分けられます。

脳の神経細胞が壊れたり、脳が委縮したりすることによって直接的に起こる症状が「中核症状」です。記憶障害や、判断力の障害、見当識《けんとうしき》障害（日時や季節、人、場所が分からなくなること）などがあり、認知症になると避けることができない症状です。

認知症と加齢による物忘れの違い

	認知症による物忘れ	加齢による物忘れ
体験したこと	●体験したこと自体を忘れる →夕食を食べたこと自体を忘れる、人との約束自体を覚えていない	●一部を忘れる →夕食のメニューを忘れる、人との約束をうっかり忘れる
固有名詞（物・人）	●ヒントがあっても思いだせない	●ヒントがあれば思いだせる
自　覚	●忘れた自覚がない	●忘れた自覚がある
物を探すとき	●「財布を家族（ヘルパー、知人など）が盗った」など他人のせいにすることがある	●自分で見つけようとする、探してもらう
日常生活への支障	●ある	●ない
症状の進行	●進行する	●極めて徐々にしか進行しない

認知症の中核症状と周辺症状

中核症状	記憶障害	● 新しいことを覚えられない ● ついさっき聞いたことを思いだせない ● 昔のことや最近の事柄が記憶からすっかり抜け落ちてしまう
	見当識障害	● 日時・時間や季節の感覚が分からなくなる ● 周りの人と自分がどのような関係にあるか理解できなくなる ● 自分がどこにいるのかわからず迷子になったり、遠くに移動しようとする ● 進行すると自分の年齢や家族の生死に関する記憶がなくなる
	判断力の障害	● 思考力が低下し、物の違いや共通点が分からなくなる ● 些細な変化や、いつもと違う出来事で混乱してしまう ● 買い物で同じ物を買ってしまう ● 料理ができなくなる ● 冷蔵庫に洗剤をしまってしまう　など
周辺症状		● 本人の性格や環境、人間関係、ストレスなどさまざまな要因が絡み合って起こる症状 →妄想や幻覚、徘徊、不安、多動、暴力・暴言、睡眠障害（昼夜逆転）、焦り、介護拒否など

そして、認知症に付随して起こる「周辺症状」があります。ものを盗られるなどの妄想や幻覚、徘徊（一人歩き）、不安、多動、暴力・暴言、睡眠障害（昼夜逆転）、焦りなどがあり、昔は「問題行動」とも呼ばれていました。

これらの周辺症状は、ご本人のもともとの性格や周囲の環境、人間関係や心身のストレスなど、さまざまな要因が絡み合って起こる症状です。これらは同じ認知症でも、人によって出てくる症状が異なります。

認知症と一言で言っても、いくつかの種類があり、それぞれ症状や服用する薬、周囲の人が心掛けたい対応も異なります。

次に代表的な認知症と傾向、その対処法をまとめました。

●アルツハイマー型認知症

認知症のうち約半数と最も割合が多く、特に女性に多い傾向があります。

脳の神経細胞が損傷したり神経伝達物質が減少したりすることで、脳が委縮してしまい、物忘れや人の認識ができなくなる、時間や場所、季節が分からなくなるといった症状を引き起こします。料理や家事など、日常的にできていたことがだんだんできなくなり、患者さんにとって非常につらい病気です。こうした症状をきっかけに、うつ状態や周囲の人への暴力、暴言といった周辺症状へとつながりやすくなりますが、適切な周囲の支援があれば起こらないこともあります。

病気が進行するにつれて体の機能も失われるため、診断後の平均生存期間は約8年といわれています。ただ、早期発見して早期治療できれば、進行を遅らせることができます。

対処法

不安になると周辺症状が悪化するので、できるだけ患者さんの感情を刺激しないように、穏やかな声掛けや接し方を心掛けます。物忘れをしたり、何度も同じ話をくり返すことがありますが、介護する側は感情的になったり、怒らないように気をつけます。ご本人の物忘れ症状をフォローするために、メモやカレンダーなどを活用します。

●脳血管性認知症

脳梗塞や脳出血、くも膜下出血などがきっかけで発症します。また、糖尿病や高血圧、高脂血症などが持病の人がなりやすく、男性に多い傾向があります。

脳血管の障害がどこに起こっているかで、症状の出方や程度が変わります。これを「まだら認知症」といい、アルツハイマー型認知症よりも判断力や理解力が正常であることが多いため、最初は認知症だと気づかないこともあります。

ささいなことで感情が爆発して怒ったり泣いたりする傾向もあります。CTやMRIなどの画像診断で初めて分かることも多いので、「最近ちょっと様子がおかしい」と思ったら受診するようにしてください。

対処法

症状が出たと思ったら改善したり、急に悪化したりすることをくり返す特徴があるため、昨日できたことが今日はできても「さぼっていたのでは？」「できないふりをしているのでは？」などと思わないようにします。

感情をコントロールしにくくなるため、どういうタイミングで感情が爆発しやすいのかなどを観察するようにして、刺激しないように配慮します。

また、脳血管障害は再発しやすいので、再発予防のための治療を継続していきます。

●レビー小体型認知症

アルツハイマー型認知症の次に多い認知症です。脳血管性認知症とあわせて三大認知症とも呼ばれ、この3つで認知症全体の約85％を占めます。

レビー小体という特殊なたんぱく質の増加が原因で起こります。物忘れに加え、「部屋に知らない人がいる」「動物がいる」といった幻視がみられることが主な特徴です。手が震える、筋肉がこわばるといったパーキンソン病に似た身体症状も出現します。ほかにも、認知機能の低下、うつ症状、頭痛や立ちくらみなどの自律神経症状があり、ほかの病気と間違われやすい傾向があります。

対処法

早期発見が大切です。そこにはいない人、動物、虫などが見える幻視の症状が出てきたら、レビー小体型認知症を疑い、医師に相談してください。幻覚や妄想について口にしていても、「気のせいじゃないの？」などと否定をせずに話を合わせ、徐々に話をそらすなどの対応をしましょう。

また、パーキンソン病のような転びやすくなる症状があるため、転倒の危険性がある室内の段差や邪魔なものは取り除いておき、事故を防ぎます。

●前頭側頭型認知症

脳の前頭葉と側頭葉が委縮して、人格の変化や行動障害を引き起こします。この認知症のみ、指定難病に認定されています。

病初期には物忘れや失語などの典型的な症状よりも、感情や欲求が抑えられない、万引きなどの非常識な行動が見られます。同じ行動をくり返そうとする「常同行動」も特徴的です。主に40～64歳頃に発症し、70歳以上で発症することはまれだといわれています。アルツハイマー型認知症や脳血管性認知症、レビー小体型認知症よりも発症頻度は低く、全国で約1万2000人の患者さんがいると推計されています。

対処法

非常識な行動が見られても、患者さん本人に問題があるのではなく、病気が起こさせている症状であることを理解します。そして、どういうパターンで症状が出てくるのか、規則性を見つけるようにしましょう。不安から症状が出ることがあるので、ご本人が安心して過ごせる環境を整えます。また、同じ行動をくり返す傾向を活かして、同じ生活パターンをくり返すことで生活リズムを整えることができます。

親が認知症になったときの関わり方

どの認知症のタイプだとしても、ご家族など周囲の人が認知症の患者さんに接する上で、心掛けたいことがいくつかあります。

特にうつ状態や妄想、イライラなどの周辺症状については、患者さんの立場からすると理由があってのことがほとんどです。失われた記憶を取り戻すように、必死でご本人のなかで整合性のある行動をしていることも多々あります。患者さんを尊重し、不安を解消してあげることが症状を安定させることにつながります。

①病気だと割り切り、ご本人を責めたり怒ったりしない

認知症になると、物忘れや間違い、失敗が増えます。料理や掃除、庭の手入れなど、これまでうまくできたことができなくなり、時間が掛かるようになります。特に、料理のように複数のことを同時進行で行うような作業は非常に難しくなりますし、話の説明もちゃんと理解することができなくなります。

周囲がそのことを責めたり怒ったりすると、不安感でいっぱいになり、周辺症状が悪化し

て「焦り」「イライラ」「抑うつ状態」「妄想」などの引き金になることがあります。

ご本人も、自分の症状を漠然と認識し、これまでのようにできないつらさや苦しさを抱えていることがあります。認知症は病気なのだと割り切り、「大丈夫だよ」と声を掛けたり温かく見守ったりすることも大切になります。イライラが募ったら、日頃介護しているご家族のストレスを少しでも解消できるよう、ほかのご家族を頼ったり、デイサービスやショートステイなどを利用したりすることも検討してみましょう。

②できるだけ安心できる環境を整え、不安がらせない

認知症の患者さんは、新しいことを覚えることができなくなっています。新しい環境や新しい人との出会いは、ご本人の不安やイライラ、混乱する気持ちを大きくしてしまうことがあります。

できるだけご本人の不安がないように生活するには、自室に昔からのお気に入りのものをそろえるなど、落ちつける環境を整えることも大切です。

③できることはやってもらう

認知症は、これまでうまくできていたことができなくなる症状ですが、すぐ終わる単純作業など、簡単なことならできることもいろいろあります。細かい成功体験を積み重ねることで、患者さんの自信につながることもあります。

時間が掛かり、ミスもするかもしれませんが、見守る側はご本人を焦らせず、根気強く接することも大切です。

④ご家族だけで抱えこまない

認知症が進行すると、会話が困難になったり、排泄などの日常生活にも支障をきたしたりするようになります。介護するご家族の負担が増え、イライラを募らせることで患者さんが不安定になり、さらに症状が悪化するという悪循環に陥る傾向があります。

ご家族だけで抱え込むのは、かなりの負担になります。親戚のサポートを受けたり、ケアマネジャーや地域包括支援センター、介護ヘルパー、訪問看護師や在宅医に相談したりするほか、デイサービスやショートステイの利用なども検討しましょう。できるだけ負担を分担して、なるべく多くの人たちとともに患者さんに向き合うことが大切です。

「成年後見制度」の利用を検討

認知症が進むと、ご本人の病状も心配ですが、悪徳商法の被害も心配です。ご家族がいないところで訪問販売の不利益な契約を結んでしまったり、テレビやインターネット販売で次々と商品を買ってしまったりすることがあります。患者さんと意思疎通が図れなくなった場合は、金銭の管理を目的に、成年後見制度の利用も検討しましょう。成年後見制度は、認知症など精神上の障害が理由で判断能力の不十分な人に代わり、次のことができます。不動産や預貯金など財産の管理、介護などのサービスの契約を結ぶ、遺産分割の協議をするなどです。

成年後見制度には、「法定後見制度」と「任意後見制度」があります。

●法定後見制度

法定後見制度は、医師の診断を経て、家庭裁判所によって「成年後見人」「補助人」「保佐人」のいずれかが選ばれます。

家庭裁判所が選んだ成年後見人（または補助人・保佐人）が本人の利益を考えながら、契約を結んだり、本人が法律行為をするときに同意を与えたり、本人の同意を得ずに行った不利益な法律行為をあとから取り消したりすることで、本人を保護・支援します。

一般的には家族や親族が選ばれることが多いのですが、不正などを防ぐために、弁護士や行政書士などの専門家が選ばれることもあります。希望に沿わない人が選任された場合も、不服申し立てをすることはできません。成年後見人に選ばれた場合は、その事務について定期的に家庭裁判所に報告して、監督を受けることになります。

●任意後見制度

患者さんの判断能力がある間に、将来に備えて患者さんご本人が公正証書を作成し、判断能力が低下したあとの支援者（任意後見人）を決めておくことができます。ただし、裁判所が「任意後見監督人」（弁護士や司法書士など）を選任して、支援者を監督します。

こちらも不正を防ぐために、支援者は希望してもなれない場合があります。親族調査を行い、この人なら大丈夫だと裁判所が判断して、初めて認められます。また、不正な行為などが発覚した場合、任意後見監督人、あるいはご本人や親族、検察官の申し立てにより、裁判所が任意後見人を解任することがあります。

成年後見の制度の流れ

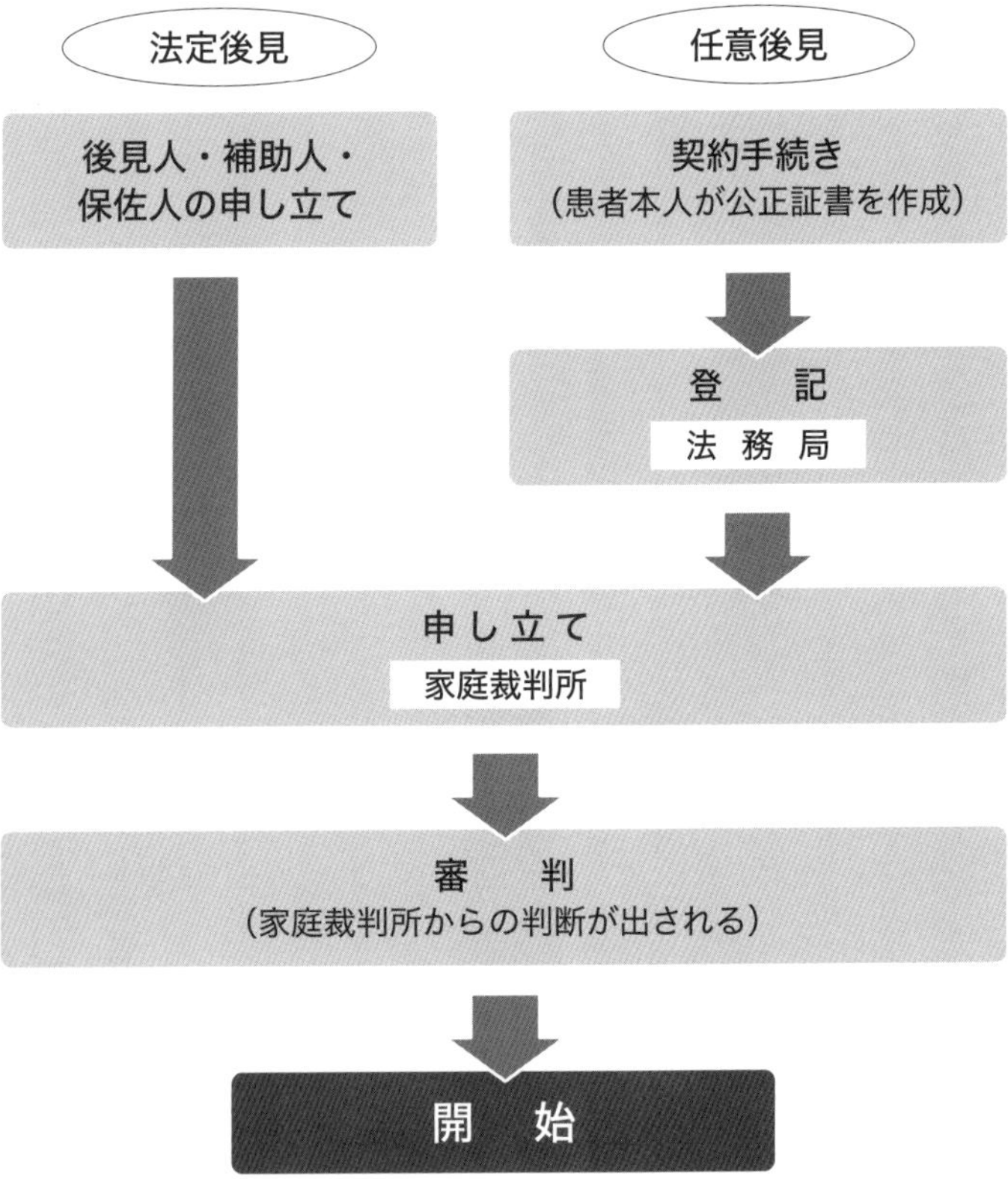

・成年後見制度の申し立てから審判までの時期は4カ月以内です
・費用は、家庭裁判所への申し立て費用が約1万円、患者さんへの精神鑑定の費用が5～10万円ほどかかります

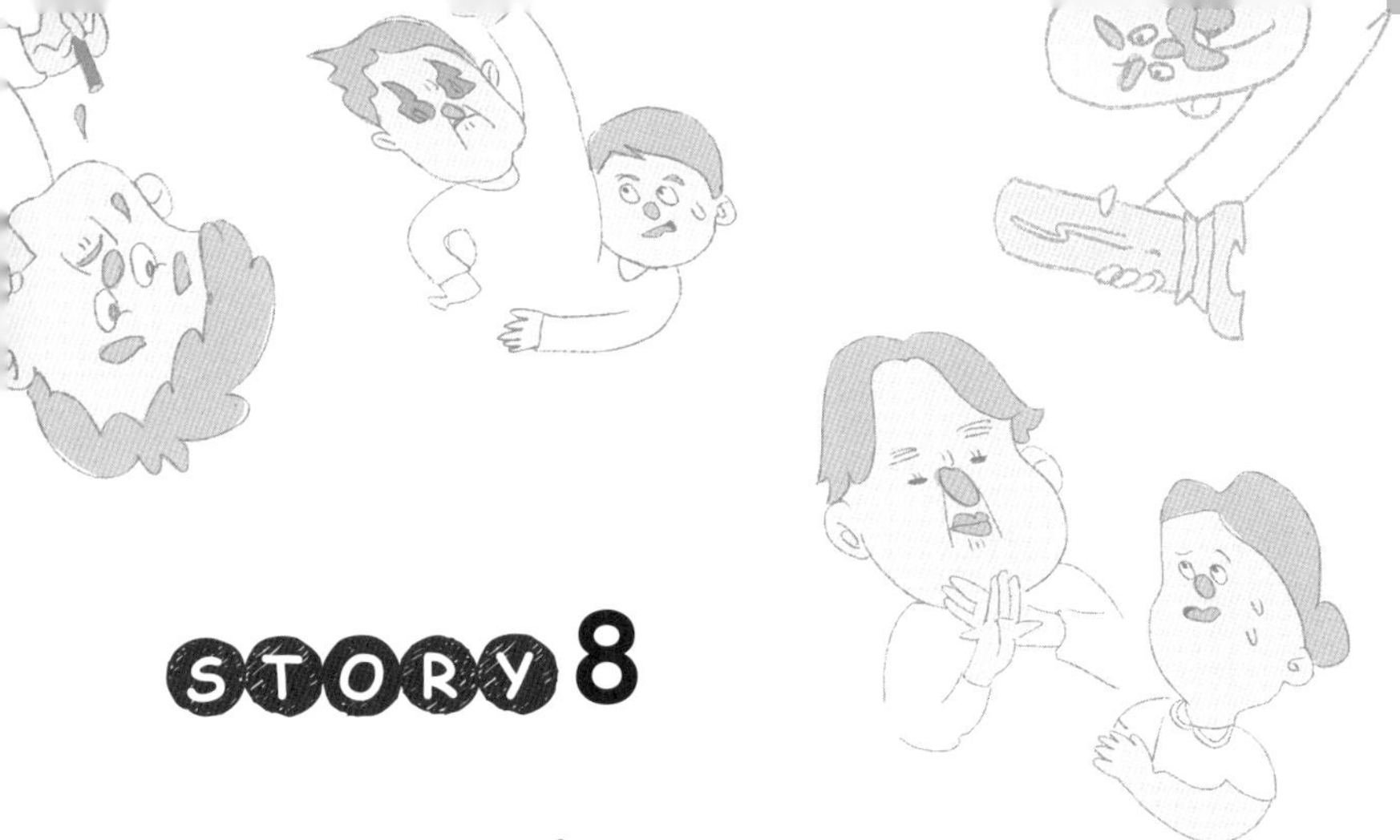

STORY 8

笑顔で迎えた最後のバースデー

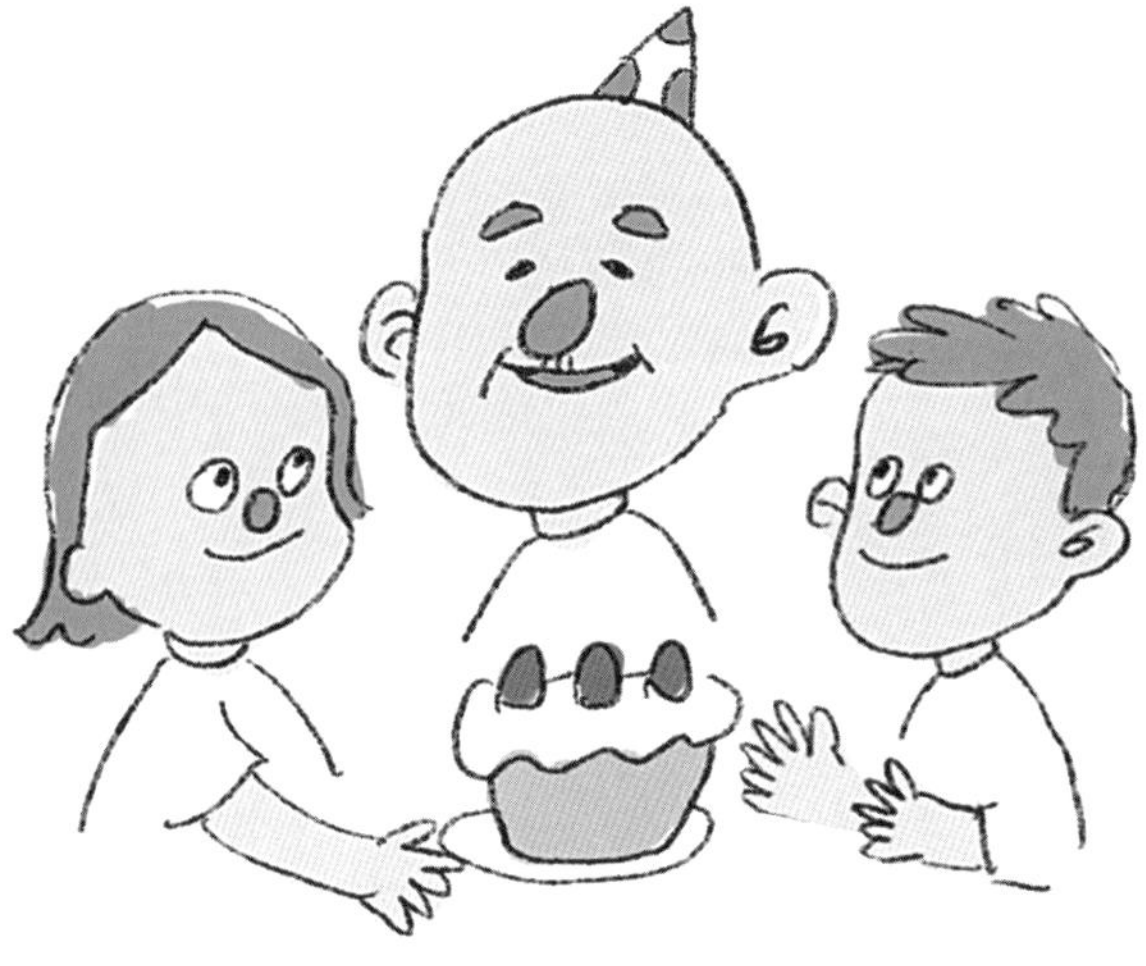

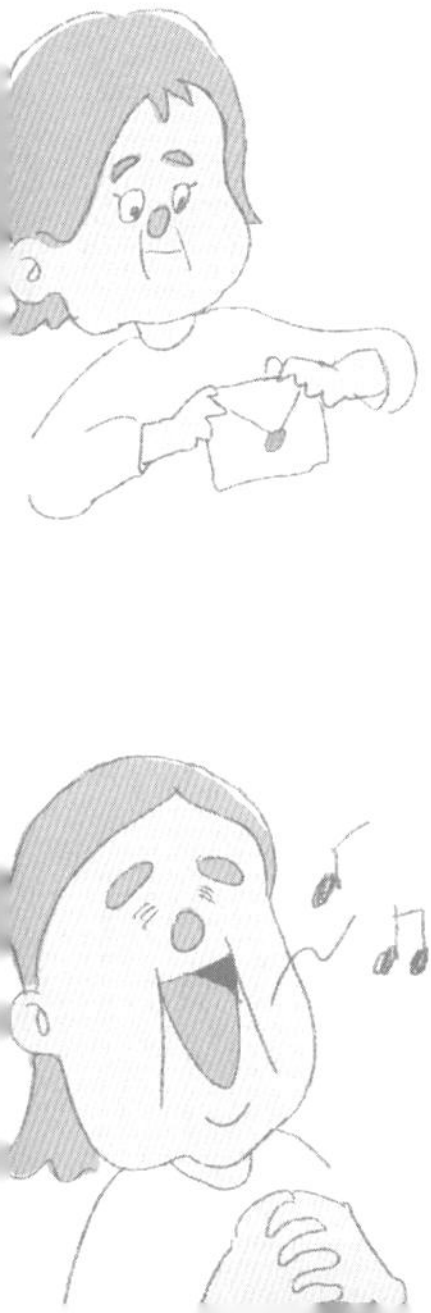

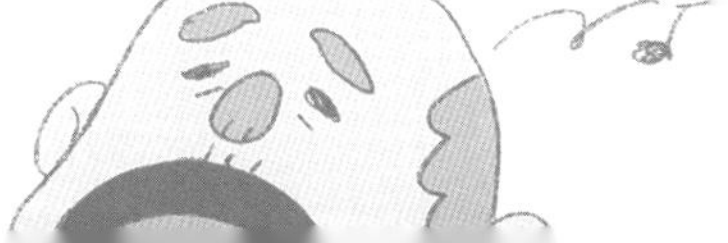

クリニック内の私のデスクには、ベッドに横になった男性患者さんが、バースデーケーキのロウソクをほほ笑みながら吹き消している、幸せそうな一枚の写真が飾られています。

この写真を眺めるたびに、安心できる場所で大好きなご家族と最期のひとときが過ごせる、在宅医療という選択肢の意義を改めて感じさせられるのです。

最後のストーリーでは、この写真の患者さん――堀越さんについてお話しします。

ある日の夜、堀越さんは夕食を食べたあと、急に意識がもうろうとして倒れ込みました。幸いにも奥さんがそばにおり、すぐに119番に通報して救急搬送されました。

検査の結果、腎臓がんがリンパ節に転移しており、すでにかなり進行していることが分かりました。加えて、堀越さんは腎臓がんの影響で「高カルシウム血症」の症状も出ていました。

高カルシウム血症とは、血液中のカルシウム濃度がとても高い状態のことです。吐き気や嘔吐、腹痛、食欲不振などの症状があり、重症化すると錯乱や昏睡に陥って命に関わることがあります。

腎臓がん、そして高カルシウム血症の治療のためにも腎臓の摘出が必要なのですが、そのことを主治医が説明したところ、堀越さんとご家族は、手術などの積極的な治療をしないことを決断されました。以前、親族が胃がんでとても苦しまれている姿を目の当たりにしたこともあり、そのときにご家族で「いざということがあったら、延命治療はせず、できるだけ苦しみを取り除く緩和ケアに専念する」という話し合いをされたとのことでした。

退院が決まった時点で、主治医から「予後は1カ月程度」との説明があったそうです。最期は在宅で療養したいというご本人の意向があり、もう病院には戻らないという、覚悟のうえでの退院でした。

病院からの紹介で、私のクリニックが訪問診療に伺うことになりました。

「もうすぐお父さんの誕生日なので、おうちでみんなと迎えたいんです」

娘さんには、おそらく最後になるであろう堀越さんの2週間後の誕生日を、どうしても自宅で迎えさせてあげたいという強い思いがありました。毎年、誕生日は堀越さんのために県内外に散らばっていた家族が集まり、バースデーケーキを食べるのが堀越家の習慣だったのです。

「最後に、みんなで過ごせたらええなあ……」

堀越さんご自身も、強くそれを望んでいました。

積極的な治療はしないというご希望でしたが、堀越さんには、2週間後の誕生日まではどうしても頑張りたい、という明確な目標がありました。

「分かりました。2週間、頑張りましょう」

この2週間だけは積極的な治療を行うことに決まりました。私たちは1日置きに診療に伺い、血液中のカルシウムをできるだけ下げる薬の点滴や注射を行いました。

「誕生日は、あと、何日だ？」

「4日だよ。お父さん、頑張っているよね。あともう少しだから、一緒に頑張ろうね」

「ケーキ、いつものお店で予約しましたよ。ミホたちも、会うのを楽しみにしてるって」

誕生日までの間、娘さんや奥さんと、毎日そのような会話をしていたそうです。

堀越さんの頑張りと気力のおかげで、血圧は少しずつ低くなってはいましたが、意識の状態を良好に保つことができました。

そして誕生日当日——。

「お父さん、誕生日おめでとう！」

「おじいちゃん、おめでとう！」

県外に住む息子さん夫婦とお孫さんたち、近隣に住む妹さん夫婦も集まり、堀越さんは、自宅でみんなに囲まれて、例年と同じ、笑顔の誕生日を迎えることができました。

奥さんが、近所のケーキ屋さんで毎年頼むという特製のバースデーケーキを持ってきました。プレートには「お父さん　78歳おめでとう」と書かれ、4本のロウソクの火が静かに揺れています。

「お父さんの歳の数だけロウソクを立てたら火事になっちゃうから、4本だけね」

堀越さんが介護用ベッドに横になっていること以外は、いつもの堀越家の誕生日の会話です。

娘さんがバースデーケーキを堀越さんの顔に近づけたところで、堀越さんがフッとロウソクの火を吹き消しました。みんなの拍手で、堀越さんもニコニコと微笑んでいます。

「堀越さん、お誕生日おめでとうございます。皆さんでお祝いできて、本当によかったですね」

私が声を掛けると、堀越さんは「ああ」と静かに言い、にっこりと笑いました。

堀越さんは前日から食事を摂ることができなくなっており、ケーキもほんの一口、口に入れることができた程度でした。しかし堀越さんは、ご家族がにぎやかにケーキを食べる様子を、愛おしそうにずっと眺めていました。

こうして、ささやかな誕生日会は幕を閉じました。

堀越さんも、ようやくほっとしたのでしょうか。誕生日会の翌日から、スーッと意識レベルが落ちていきました。

「血圧が下がってきていて、お体が徐々にお休みの準備をしてきているようですね。高カルシウム血症への治療より、病気の勢いのほうが強いのかもしれません」

私が説明すると、娘さんはきっぱりと言いました。

「お父さんは一生懸命、目標まで頑張ってくれました。これ以上の積極的な治療は望みません。あとは、苦痛を取ってあげて、静かに見守っていきたいです」

その直後、堀越さんは昏睡状態が続き、眠り続ける3日間を過ごしました。

そして3日目の日曜日の夕方、大好きな自宅で、大好きなご家族に見守られながら、静かに旅立たれました。

堀越さんが亡くなられたのは、今から10年ほど前のことです。

残された時間が限られているなかで、自然な笑顔に囲まれて過ごすことができた堀越さんの姿は、私が在宅医として日々活動するうえでの、大きな原動力になっています。

最近になって、ひょんなことから、娘さんとメールをやり取りさせていただく機会がありました。

ご家族がお元気で過ごされているという近況報告や、現在の皆さんの写真が添えられていました。

「母が『次は私もお願いしますって、中村先生によう言っといて！』と話しています。私たちはすでに終末期の話をしているのですが、母は延命治療なしの在宅医療が希望だそうです。また、母のときもどうぞよろしくお願いします」

ポイント解説

看取りの前に知ってほしいこと

看取りの場所を決める

自宅での療養の末に、必ず訪れるのが終末期です。ご家族がどれだけ手を尽くしても、残念なことですが患者さんの最期を看取るときはやってきます。

終末期になると、ケアマネジャーと相談して、看取り期のケアプランを作成することがあります。自宅での看取りを希望される場合は、在宅医や訪問看護師が関わることが多くなってきました。

1950年代までは、日本でも自宅で亡くなることが当たり前の環境でした。病院での死が自宅での死を上回るようになったのは1976年と、それほど昔の話ではありません。現在は病院で亡くなる患者さんが8割を超えるようになりましたが、近年では徐々に病院以外の自宅や施設で亡くなる患者さんの割合も、少しずつですが増えてきています。国の方針もあり在宅医療が充実してきたこと、病院と同レベルの医療サービスを自宅などで提供できるようになったことが要因です。また、患者さん側の意識の変化として、「延命を目的とした治療ではなく、自然に任せて亡くなりたい」「自分の好きな場所で、自分らしい最期を送りたい」という希望が増えていることも理由だと思われます。

もちろん病院での看取りにも「医師・看護師がそばにいるので安心できる」「容態の変化にすぐに対応してもらえる」など、さまざまな良いところがあります。患者さんに、あらかじめ「どこで亡くなりたいか」について、よく確認しておくことが大切です。

なお、ご自宅で患者さんを看取ることを決めたご家族の中には、「周りの人に驚かれました」とおっしゃる方もいます。

世間には病院で亡くなることが当然だという考えが根強くあるため、「本当に大丈夫なの？」「最後は結局病院に搬送されるのでは？」「警察が来ていろいろ聞かれたりするんじゃないの？」などと聞かれることもあるようです。

いまだに誤解されることもあるのですが、継続的に訪問診療を利用していた患者さんであれば、何も問題なく自宅で看取ることができます。

死亡の場所別にみた年次別死亡数

医療機関における死亡割合の年次推移

医療機関において死亡する者の割合は年々増加しており、昭和51年に自宅で死亡する者の割合を上回り、更に近年では8割を超える水準となっている

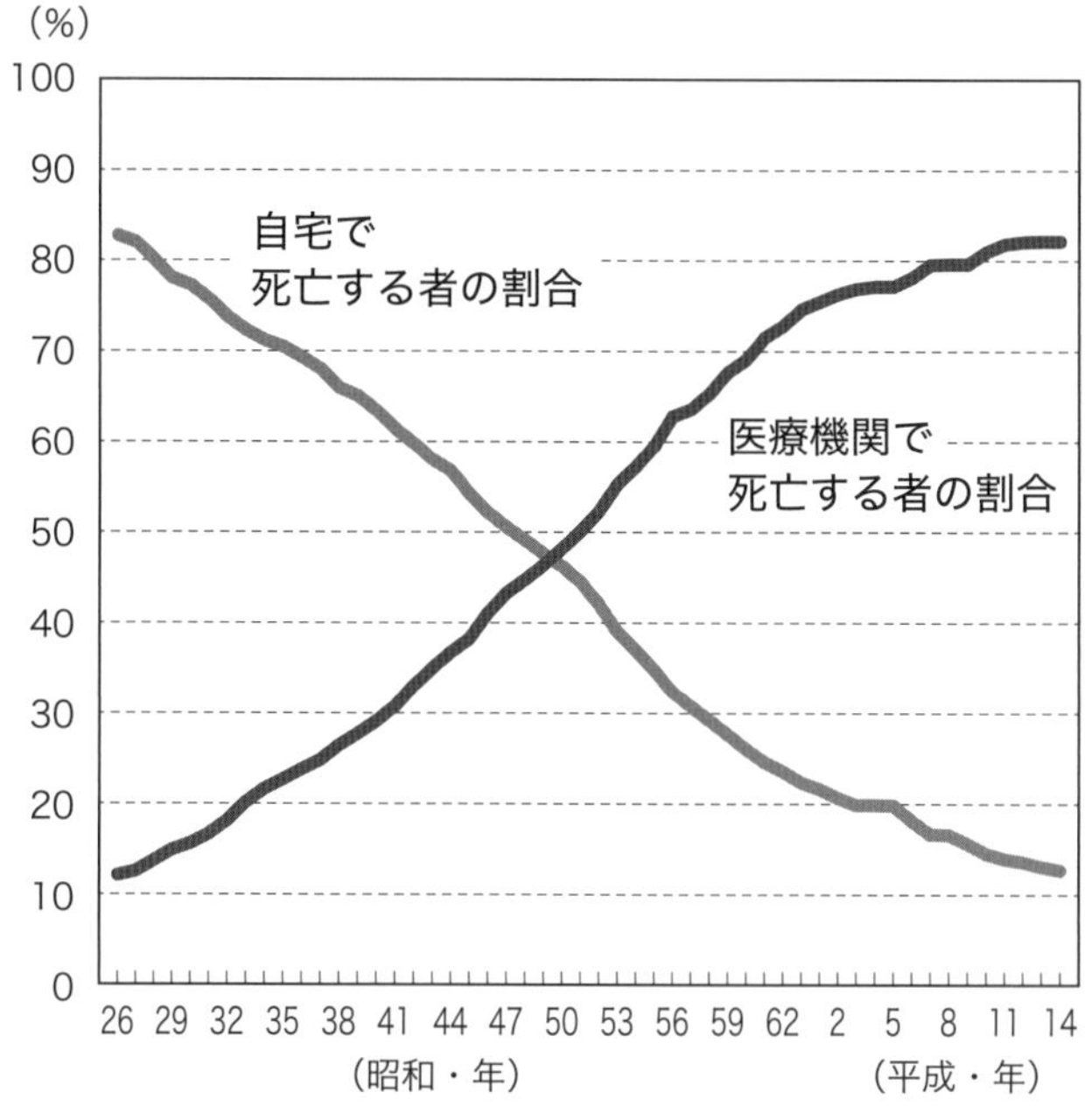

資料：「人口動態統計」(厚生労働省大臣官房統計情報部)
e-Stat政府統計の総合窓口「死亡の場所別にみた年次別死亡数」のデータをもとに作成

自宅での看取りは、かつてはどこの家でも行われてきたことですので、特別な条件や覚悟が必要なわけではありません。何か予想外のことが起こって急きょ病院に搬送されたり、警察が来たりということも、まずありません。別のストーリーでご紹介した大河原さんのように、最期まで苦しむことなく、多くの方々に見守られながら亡くなられる方もおられます。

何か不安な点や疑問点があれば、私たち在宅医や看護師に、ぜひご相談ください。もちろん、ご本人やご家族が「やはり最期は病院に行きたい」などと希望されたら、その手配をするなどのサポートをさせていただきます。

看取りまでの流れ

終末期とは、病気の最終段階のことで、「病気が治る見込みがなく、数カ月以内に死を迎えることが予測される時期」を指します。

終末期や看取りの時期がいつ訪れるのかは、病気の種類や患者さん一人ひとりの状態によっても異なります。もう長くないと言われてからしばらく頑張られる患者さんもいますし、元気だった次の日に急に意識がなくなる方もおられます。

ただ、あくまで傾向としてですが、老衰や認知症の患者さんは、機能が次第にゆっくりと低下していき、月から年単位の療養期間を経て、終末期を迎えます。心疾患や循環器疾患の患者さんは、発作などで急激に悪化することをくり返しながら機能が低下していきます。がんの場合、療養中は心身の機能を比較的長く保つことができますが、その後急速に機能が低下していき、終末期は平均1～2カ月程度と短いのが特徴です。老衰や認知症の介護がなかなかゴールの見えにくいマラソンだとすると、がんは短距離走といえるかもしれません。

終末期になると、患者さんの体にはさまざまな症状が現れます。亡くなる1～2カ月前には、食欲の減退や倦怠感、不眠などの症状が出てきます。亡くなる1～2週間前には、せん妄や不穏などが出てくる場合もあります。亡くなる2～3日前には、ほとんどの患者さんが会話や呼び掛けへの返事が難しい状態になります。

訪問診療は、終末期には週に何回もご自宅を訪れ、患者さんの様子を細かく見ていくことになります。血圧や脈拍、呼吸数などのバイタルサインや表情、呼吸の状態を見て、最期が近づいていることを総合的に判断し、ご家族にお伝えします。

最期が近くなると、血圧が下がり、脳の血流が弱くなって意識レベルが低下します。ずっと眠っているような状態になり、呼び掛けにも反応しなくなります。尿の量が少なくなり、呼吸が浅くなるなど、体が臨終に向けて変化していきます。

終末期、特に最後の数日は、ご家族も気が張る毎日が続き、眠れないこともあるかもしれません。ただ、いつまでも張り詰めていると疲れ果ててしまいます。行き来が必要な病院とは違い、ご自宅で過ごせているということが在宅医療の何よりのメリットですので、疲れたら体をしっかり休めて、回復に努めてください。

亡くなるときまで、周囲にいるご家族の声は患者さんに聞こえているといわれます。最期のときが近づいてきたら、ぜひお近くで声を掛け、大切な時間をお過ごしください。

なお、患者さんが息を引き取ったときに、医師が

亡くなる数日前から起こる体の変化

- 反応が少なくなってくる
- 脈拍がだんだん弱くなる
- 血圧が低下してくる
- 手足がひんやりとしてくる
- 冷や汗が出てくる

立ち会っていなくても問題ありません。亡くなったあとでも、ずっと継続的に診察してきた医師なら、死亡診断をして「死亡診断書」を作成することができます。「急いで来てもらわなくては」とあわてなくても大丈夫ですので、一息ついたタイミングで医師に連絡をしてください。

死亡確認が終わると、その場でエンゼルケア（死後の処置）を行い、お体をきれいにします。体を拭き、ご家族が用意してくださった衣服やアクセサリーなどを身につけて、支度をします。

エンゼルケアは、亡くなられた方をきれいにして見送るための役割もあり、ご家族にとっての心の整理にもつながります。体の拭き取りやお着替え、整髪など、希望すればご家族も行うことができますので、相談してみてください。

看取りの準備

看取りが近くなると、葬儀について検討したり、遠方の家族や親戚に連絡したりするなど、事務的な作業にも追われることになります。あわただしくしているうちに、ご家族の時間を持てず患者さんが亡くなられてしまい、振り返って後悔するご家族も少なくありません。あらかじめ看取りの準備をしておき、なるべくゆっくりと最期の時間が持てるようにしておきましょう。

次のような準備をしておくことをおすすめします。

- 家族一人に負担が集中しないよう、やるべき作業を分担する。
- 延命治療について、患者さんご本人・ご家族の希望を確認しておく。
- 看取りの場所について、患者さんご本人・ご家族の希望を確認しておく。
- 離れて暮らすご家族・親戚、友人への連絡先を確認する。
- ご本人に、最期に会いたい人がいないか、やりたいことはないか確認する。
- 最期のときに、誰を呼ぶかを決めておく。
- 葬儀について、葬儀社や段取りを話し合う。
- 亡くなったあとの着衣や、身につけさせたいものを用意しておく。
- 遺影を決めておく。

エピローグ

患者さんに、安心して自宅での療養をしていただきたい。私のクリニックはその理念から、「24時間の安心の提供」「早期退院支援、重症患者への支援」「地域で支える」の3つを目標に、在宅医療と向き合ってきました。

医師という職業の人々は皆、命に関わる仕事をしているという使命感を持っています。そのなかでも、患者さんにとって大事な終末期に関わらせていただける在宅医は、とてもすばらしい仕事だと私は感じています。

私が在宅医を志したきっかけについて、少しさかのぼってお話しさせてください。

私の父は循環器内科医で、私が物心ついたときには、仕事でほとんど家にいませんでした。休日や夜でも「心筋梗塞の患者さんだ。今から行ってくる」と、昼夜問わず勤務する病院に駆け込んでいたのを子ども心に覚えています。当時はシンキンコウソクという言葉の意味さえ知りませんでしたが、そうして日々患者さんのために奔走する父の姿に憧れて、私もいつしか自然と循環器内科医を目指すようになりました。

循環器内科医になったあとは、地域の急性期医療を担う病院で、心筋梗塞や重度の心不全などで運び込まれて来る超急性期の患者さんの治療に専念しました。多くの患者さんはほぼ元の状態まで回復して、すぐに仕事や日常に復帰されました。しかし、重症の患者さんの中には寝たきりになったり、少し動いただけで心不全になったりと、重い後遺症が遺る方もいました。そうなると病気のコントロールが非常に難しくなるため、退院して地域の病院にかかるということがなかなかできません。

自宅に帰りたくても帰れず、長期療養のためにほかの病院に転院したり、退院できないまま亡くなったりする多くの患者さんを見てきました。救うことはできたけれど、そのあとは決してご本人の希望どおりの療養ができない現実を目の当たりにしたのです。

私は次第に、今のような急性期ではなく、慢性期や回復期の方々の受け皿になるような場所で働きたいと考えるようになりました。急性期に携わる循環器内科医は大勢います。それなら自分は、家に帰りたいけれど帰れない患者さんを支えてあげられるような医療者になりたいと考えました。

しかし、当時は岡山県に在宅医療専門のクリニックはありませんでした。そこで、在宅医療のパイオニアとして知られる東京の「新宿ヒロクリニック」の英裕雄先生のもとで経験を積むことにしました。

在宅医療での勤務を始めてから、驚きの連続でした。そこでは、残された時間が限られているがんの終末期の患者さんや、ベッドでまったく動けない寝たきりの患者さんが、それでも笑顔で過ごしているのです。

2年間、多くの患者さんたちの笑顔を見て、「私がやりたいのはこれだ」と確信しました。そして、この笑顔を支える医療を地域に提供していこうと改めて決意しました。

こうして2009年、岡山県倉敷市に「つばさクリニック」を開院。2014年には岡山市に「つばさクリニック岡山」を開院しました。

おかげさまで、つばさクリニックの名前は地域の方々に徐々に認知されるようになってきました。私一人の力だけではどうにもなりませんでしたが、クリニックの医師や看護師を含むスタッフ約80名、そして地域の訪問看護ステーションや居宅介護事業所・病院など、他職種の方々との連携があってこそ、患者さんにトータルで安心を提供することができています。

それでも、一般の方々、そして医療関係者にも、まだまだ在宅医療がどのように行われているか十分に知られていないため、私の診療所では定期的に勉強会という形で在宅医療を知ってもらう機会を設けています。私の診療所の取り組みを聞いていただくことで、ご自身や大切な人が自宅で過ごすこと、最期の場所はどこがいいかを自分ごととして考えてもらえるようになってきていると感じています。「自分は畳の上で死にたいなあ」という感想も、よく聞くようになってきました。

今後もさらに多くの方々に在宅医療を提供するべく、さらなる普及とより良い医療体制の構築に尽力していきます。

本書は、ご自宅でこれまで看取りをさせていただいた患者さんのエピソードをまとめたものです。

私のクリニックの患者さんが自宅や施設といった住み慣れた場所での看取りになる確率は約7割です。ただ、私自身は在宅での看取りこそが常に最善の選択であるとは思っていません。患者さんやご家族が、最も自分たちに合う方法を見つけるための選択肢の一つだと考えています。最終的に病院やホスピス、施設など、どのような場所で最期を迎えられたとしても、その患者さんが最善だったと思えるような療養が送れるように、寄り添って支えていくことが私たちの役割だと思い、日々の診療を行っています。

本書によって「在宅医療という選択肢がある」という理解が深まり、患者さんのより良い療養の一助になれば、たいへんうれしく思います。

〈著者紹介〉

中村　幸伸（なかむら・ゆきのぶ）

医療法人つばさ　理事長
つばさクリニック岡山　院長

1977年島根県生まれ。2002年鳥取大学医学部医学科を卒業後、同年に倉敷中央病院に入職。循環器内科を専門とし、多くの患者さんが本人の希望とは裏腹に転院したり施設に入居したりせざるを得ない現実を目の当たりにする中、在宅医療の必要性を痛感する。2007年に病院を退職し、当時在宅医療のパイオニアであった「新宿ヒロクリニック」に勤務しながら在宅医療の知識を身につける。
2009年、岡山県初の在宅診療専門所であるつばさクリニックを開設。2014年には、つばさクリニック岡山を開業。現在、岡山市、倉敷市の２診療所で総勢80人以上のスタッフを擁し、在宅患者を支えている。

本書についての
ご意見・ご感想はコチラ

畳の上で死にたい

「悔いなき看取り」を実現した８家族のストーリー

2020年９月18日　第１刷発行

著　者　　中村幸伸
発行人　　久保田貴幸

発行元　　株式会社 幻冬舎メディアコンサルティング
〒151-0051　東京都渋谷区千駄ヶ谷4-9-7
電話　03-5411-6440（編集）

発売元　　株式会社 幻冬舎
〒151-0051　東京都渋谷区千駄ヶ谷4-9-7
電話　03-5411-6222（営業）

印刷・製本　瞬報社写真印刷株式会社
装　丁　　伊賀さな

検印廃止

ISBN 978-4-344-93088-9 C0095
幻冬舎メディアコンサルティングHP
http://www.gentosha-mc.com/